AF355634

# MÉMOIRE

### SUR LA DÉCOUVERTE

## DES PHÉNOMENES

*D E*

L'AFFECTION HYSTÉRIQUE ESSENTIELLE,

*ET SUR LA MÉTHODE CURATIVE*

## DE CETTE MALADIE;

Par M. PETETIN, Profeſſeur, agrégé au College des Médecins de Lyon.

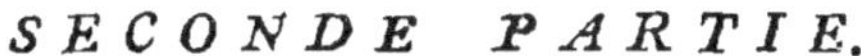

**SECONDE PARTIE.**

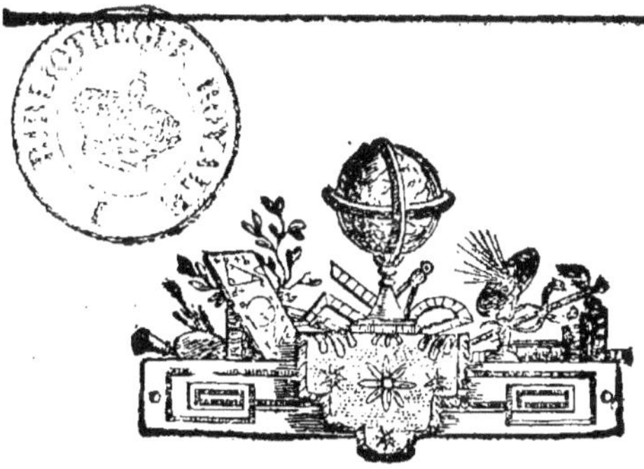

M. DCC. LXXXVII.

*Quem admodum etiam homo quidam exterior conspicitur ex partibus sensui obviis compaginatus, ità procul dubio & interior est quidem homo è debitâ spirituum serie & quasi fabricâ constans, solo rationis lumine contemplandus.*

SCYDENHAM, dissert. epistol. pag. 261.

# PRÉFACE.

Les physiciens de nos jours, en déclamant contre la théorie, ont publié qu'ils vouloient éclairer les hommes par l'observation ; cependant il n'est pas de siecles où l'imagination ait enfanté autant de systêmes. Ouvrez les livres de physique, de chimie, de médecine pratique, à chaque page on voit la théorie marcher avant l'expérience, la théorie rejeter les faits qui ne la favorisent pas, la théorie décourager l'observateur, arrêter les progrès des sciences bien loin d'en reculer les bornes. Comment, après cette réflexion, oserai-je présenter un nouveau systême sur des phénomenes dont l'existence ne jouit pas encore de toute la confiance qu'elle acquerra dans la suite ? Ne me suffisoit-il pas d'avoir découvert ces phénomenes & leur principe phyſique démontré par des expériences intéreſſantes ? Non, il falloit pour plaire aux fabricateurs de ſyſtêmes établir ſur ce principe une théorie qui vînt à l'appui de l'obſervation ; il falloit ſaiſir leur maniere pour les engager à vérifier des prodiges qu'il étoit plus ſage d'obſerver que d'expliquer. Voudrois-je en tirer des conſéquences, & les faire ſervir de baſe a une méthode curative que l'expérience ſeule doit diriger ? La vie eſt trop précieuſe pour la ſoumettre au calcul de l'imagination , mais l'art de guérir , en proſcrivant la théorie deſtituée de faits, approuve les efforts que l'on tente en s'élevant d'un principe évident pour perfectionner une méthode déjà connue. Que cet ouvrage donc périſſe ou ſe conſerve , jamais les hommes n'auront à me reprocher d'avoir étayé ſur un vain ſyſtême les ſecours que je donne à mes ſemblables.

# MÉMOIRE

*Sur la découverte des phénomenes que présentent la catalepsie & le somnambulisme, symptômes de l'affection hystérique essentielle, avec des recherches sur la cause physique de ces phénomenes, & la méthode curative de cette maladie.*

## SECONDE PARTIE.

L'AFFECTION hystérique essentielle attaque les organes destinés au mouvement & au sentiment, elle s'empare de l'ame, l'agite de passions violentes; elle augmente ou affoiblit ses facultés intellectuelles; elle la plonge dans la mélancolie, ou la remplit de terreurs; elle fait souvent régner à sa place le désespoir & la mort. Les idolâtres l'ont vu mêler à ses fureurs des phénomenes

moraux qu'ils ont pris pour des inf-
pirations divines ; ils l'ont nommée
maladie facrée , & lui ont rendu un
culte religieux. Les Hébreux , fubjugués
par la crainte des démons, frappés de
femblables prodiges , l'ont attribuée à
leur funefte pouvoir ; ils fe font éloignés avec effroi des victimes de cette
maladie , ils les ont vu déchirer leurs
vêtements , fe meurtrir le corps , fuir
nus dans les déferts , errer parmi les
tombeaux , fe rouler fur la cendre des
morts ; ils les ont entendu proférer à
grands cris qu'elles étoient fous le joug
d'une puiffance infernale : les livres fa-
crés , les arrêts des cours fouveraines ,
les ouvrages des médecins prouvent
que l'erreur des Hébreux eft paffée
jufqu'à nous.

La fuperftition , née du fanatifme &
de l'ignorance , combattue avec ména-
gement , a cédé aux lumieres de la
philofophie , les poffeffions ont été re-
jetées de toute part , avant qu'on ait
pu claffer dans l'ordre naturel leurs
étonnants phénomenes.

J'ai décrit la maladie , fource de ces

prodiges ; j'ai tracé la route qu'il faut prendre pour arriver à eux dans la catalepſie & le ſomnambuliſme hyſtérique ; j'ai préſenté une ſuite d'expériences qui les font connoître , & manifeſtent le fluide électrique qui les produit ; pourſuivons les effets de ce fluide ; pénétrons plus avant dans l'homme ; recherchons la nature des organes dans leſquels repoſent tous ſes ſens ; montrons ce qu'eſt l'homme au phyſique & au moral ; fixons ſur une baſe ſolide ſes différents rapports : cette route parcourue avec la circonſpection qu'exigent ſes ténebres & ſes écueils , nous établirons d'après l'expérience la méthode curative de l'affection hyſtérique eſſentielle qui boulverſe les organes des ſens , détruit l'ordre de leurs rapports , abrege le cours de la vie , la ſuſpend quelquefois tout-à-coup , & tranſporte , dans le ſéjour des morts des victimes qui reſpirent encore.

L'homme eſt , pour le médecin philoſophe , un labyrinthe immenſe dans lequel il ſe perd en raiſonnements & en conjectures ; les premieres traces de ſes organes ne lui font pas mieux connues que la subftance intellectuelle qui les anime : fi le flambeau de l'anatomie lui montre un cerveau , des nerfs , un cœur & des vaiffeaux en mouvement , il le laiffe dans les ténebres lorfqu'il veut pénétrer la ftructure intérieure de toutes ces parties , & développer le mécanifme caché de leurs fonctions.

Des expériences répétées fur les animaux vivants & fur l'homme , prouvent que le cerveau , le cervelet , la moëlle épiniere , les nerfs & les fibres mufculaires font les parties dans lefquelles réfident le fentiment & le mouvement ; que la fenfation , affection de l'ame , repofe dans le cerveau & non dans les nerfs ; que les cordons médullaires doivent être fains , libres de toute compreffion , depuis leurs extrémités jufqu'à leurs origines , & le cerveau lui-même jouir de toutes fes fonctions pour tranfmettre à l'ame les impreffions qu'il reçoit.

La fubftance pulpeufe du cerveau , fi délicate & fi molle , préfente un ordre , une fimétrie , une ftructure , une variété de formes qui femblent voiler les plus grands deffeins pour une organifation que toute l'induftrie humaine n'a pu encore découvrir : en vain on a cherché dans ce vifcere les racines des cordons nerveux qui en fortent ; quelques fibres médullaires, auffi-tôt évanouies qu'apperçues à leur origine, font préfumer que la maffe du cerveau eft compofée en grande partie de ces fibres réunies par un tiffu infiniment délicat, & pénétrée par des vaiffeaux fanguins dont on apperçoit plufieurs traces.

Les racines des nerfs qui tranfmettent à l'ame les impreffions faites fur les organes des fens, ne font pas les fibres médullaires qui fervent à la mémoire, au jugement, à l'imagination ; des maladies du cerveau ont privé l'ame de ces facultés fans altérer en aucune maniere les organes des fens : il exifte donc un nouvel ordre de fibres où fe gravent les impreffions des objets ; leur réunion fixe le fiege de la fubftance immortelle dans le cerveau, fans déterminer le point qu'elle occupe , ni le mécanifme de fes opérations.

L'homme fenfible , l'homme moral eft donc contenu tout entier dans le cerveau , le cervelet : quelque part qu'il fe tranfporte, il devient , pour les objets agiffants fur les points de fa fur- face, un foyer qui en réunit l'impreffion dans le centre ovale du cerveau ; c'eft le *fenforium commune* au-delà duquel tout eft intelligence fans matiere.

Si l'ame ne peut fe fouftraire à l'ac- tion du *fenforium* , elle réagit fur lui , & le mouvement qu'elle imprime à fes fibres médullaires , s'étend quand elle veut jufqu'aux extrémités des nerfs ; cette réaction de l'ame conflitue les paffions , dont l'effet fe porte fur toute l'économie animale , & lui communi- que des changements divers.

Le cœur, en fe contractant , lance le fang dans les arteres , avec lui la chaleur & la vie ; le cerveau envoie dans les nerfs le feu principe qu'il fé- pare, il répand par-tout le mouvement & le fentiment ; on voit l'action du cœur, on évalue fa puiffance ; celle

du cerveau ne tombe pas fous les fens,
quoiqu'elle foit très-forte dans l'épilepfie & le tétanos. Le refferrement des
arteres favorife la circulation du fang
dans leurs extrémités; le fluide électrique qui remplit les nerfs, reçoit d'eux,
fans doute, un nouveau degré de mouvement : indépendamment de la force
particuliere dont les fibres médullaires
font douées, la maffe entiere du cerveau, du cervelet, poffede encore un
mouvement très-fenfible de dilatation
& de contraction dû à nombre de vaiffeaux fanguins qui la pénetrent.

On ne peut attribuer directement
au mouvement apparent du cerveau,
l'impulfion particuliere du fluide qui
produit le fentiment dans les nerfs, la
contraction dans les mufcles, & l'occafion de penfer dans l'ame intellectuelle; les fenfations & les idées fui-
vroient la progreffion de ce mouvement: le phtifique qui meurt, fent &
penfe avec énergie ; la dilatation & la
contraction du cerveau font prefque
nulles dans ces triftes moments.

Telle eft la nature des organes avec

lesquels l'homme sent, pense & agit ;
leur disposition particuliere les distingue
en sens externe, en sens interne, en
*sensorium commune*, & en sens intellectuel ; en mouvements libres & involon-
taires. Le sens externe lie l'homme au
système du monde, il le transmet au
déhors, il est sujet à erreur. Le sens
interne met l'homme en rapport avec
lui-même ; il l'isole des objets qui l'entourent ; il le fait jouir de son existence ;
il supplée dans quelques circonstances au
sens externe & interne, quand ils viennent
à manquer ou à s'affoiblir. Le *sensorium
commune* réunit toute les impressions des
sens externes & internes, il les grave en
quelque maniere sur ses fibres médullaires, il est dans un rapport exact avec l'un
& l'autre sens ; il fait souvent les fonctions
du premier en trompant l'ame par de
fausses images ; il veille sur toutes les
parties de l'économie animale, & vient
à leur secours quand un principe des-
tructeur les menace ou les affecte. Le
sens intellectuel tire du *sensorium* toute
son activité morale, la perception qui
lui est propre, bien différente de l'im-

pulſion phyſique qui la fait naître, manifeſte la ſubſtance immortelle dans laquelle il repoſe ; il diſtingue eſſentiellement l'homme de la brute ; c'eſt lui qui a jeté les fondements des arts & des ſciences utiles, qui unit les hommes par la penſée & la foible créature avec le Dieu de l'univers.

De tous les temps on a formé des conjectures ſur la cauſe phyſique qui tranſmet au *ſenſorium* l'impreſſion faite aux organes des ſens. On a ſuppoſé dans le cerveau & les nerfs une élaſticité que l'expérience déſavoue ; on a eu recours à un fluide de différente nature dont on n'a jamais pu démontrer l'exiſtence, tandis que la ſévere obſervation prouvoit que les nerfs étoient dépourvus de cavité. Mes expériences dans la cataleplie & le ſomnambuliſme hyſtérique, montrent la préſence d'un fluide dans le cerveau & ſes prolongements ; elles manifeſtent ſon identité avec le feu élémentaire appellé fluide électrique, lorſqu'il jaillit d'un corps par le frottement, attire & repouſſe des ſubſtances légeres ; fluide conſtituant la lumiere lorſqu'il brille ; feu quand il brûle ; ſouffle ou vent quand il frappe légérement la main , & lui imprime une douce fraîcheur : c'eſt le prothée de la nature , l'ame du monde , il pénetre tous les corps , ſe meut avec plus de vîteſſe dans ceux d'un tiſſu denſe , que quand ils ſont remplis de pores & de cavités.

### *Expériences électriques ſur différentes parties du corps humain.*

Le cerveau reçoit avec promptitude le fluide électrique , & lance de toute part des étincelles ſous l'excitateur : celles que l'on tire de la ſubſtance médullaire ſont plus brillantes & plus vives ; les couches des nerfs & d'autres éminences , donnent auſſi des étincelles plus fortes.

### *Seconde expérience.*

Les membranes du cerveau , les os du crâne lancent des étincelles plus piquantes qu'aucune partie de ce viſcere.

## *Troisieme expérience.*

Le fluide électrique paſſe rapidement du cerveau dans l'eſtomac, n'ayant pour conducteur que les cordons de la huitieme paire de nerfs. Les étincelles tirées de l'eſtomac, font plus de bruit que celles du cerveau, particuliérement vers ſes orifices & le long de ſes courbures où ſe croiſent les nerfs ; on voit le fluide électrique s'écouler en gerbes brillantes de ſon orifice inférieur ; la membrane veloutée laiſſe échapper ce fluide par tous les mamellons nerveux qui hériſſent ſa ſurface.

## *Quatrieme expérience.*

Le nerf crural, avec ſes branches principales, préſente les phénomenes ſuivants : l'impulſion d'un air frais a plus d'un demi-pied de ſes extrémités ; un bouton lumineux à chacune d'elles ; en approchant la main de l'extrémité principale, le bouton lumineux s'allonge en forme d'aigrette, & diſparoît des autres branches. Cette flamme bleuâtre imprime fur la main une fenfation dif-tincte de chaleur, & quand on touche l'extrémité du nerf, une légere piqûre ; en portant le doigt à trois ou quatre pouces de fa partie latérale, il fait un mouvement affez grand pour s'en approcher, & fe replie pour préfenter fon extrémité ; en touchant la partie latérale du nerf, l'étincelle qui jaillit eft très-vive, très-piquante ; fi on coupe ce nerf en deux parties, on voit le fluide électrique fortir en rayons divergens & bien féparés des filets nerveux qui fe montrent à fes extrémités.

## Cinquieme expérience.

Le cœur lance des étincelles très-fortes ; fi on les excite dans les parties qui ne font pas couvertes de graiffe, les arteres font plus étincellantes & plus lumineufes que les veines : les ramifications flottantes s'éloignent de l'axe de leurs troncs, le fluide dont on les remplit s'écoule avec rapidité ; il devient lumineux.

*Sixieme*

### Sixieme expérience.

Les poumons donnent des étincelles moins vives que le cerveau & les nerfs ; fi on approche la main à trois ou quatre pouces de leur furface , elle eft bientôt couverte d'humidité.

### Septieme expérience.

Les mufcles lancent le fluide électrique moins fortement que les nerfs ; on le voit s'écouler à l'extrémité des tendons fous la forme d'une aigrette brillante.

### Huitieme expérience.

En approchant le doigt de la luette , je l'ai vue quelquefois fe contracter avant que l'étincelle fe manifeftât.

### Neuvieme expérience.

La peau donne des étincelles très-vives , les cheveux fe hériffent ; fi on plie légérement un de fes lambeaux ,

B

on obferve , lorfque le fluide électrique
le pénetre , un mouvement fenfible pour
l'étendre.

### Dixieme expérience.

La matrice rend le fluide électrique
comme les mufcles.

### Onzieme expérience.

Les membranes tendineufes , apo-
névrotiques , le tiffu cellulaire même ,
les cartillages fe chargent fortement
du feu principe.

### Douzieme experience.

De toutes les parties du corps humain , la fubftance corticale & médullaire du cerveau retiennent plus long-
temps le fluide électrique , il n'eft pas
rare qu'une portion de la moëlle épiniere de la grandeur d'un pouce , donne
encore des fignes d'électricité après
deux heures.

*Treizieme expérience.*

La graisse & la moëlle, renfermées
dans la cavité des os, sont idio-électriques.

*Quatorzieme expérience.*

Un muscle tiré de la cuisse d'un
jeune animal, dont le ventre, long
de trois lignes, est terminé par un
tendon mince, transparent de deux
pouces, à peu près de longueur, pressé
légérement entre les doigts ; l'extrémité du tendon reposant sur un corps
idio-électrique, attire & repousse sen-
siblement pendant long-temps un fil
délié : phénomene propre au fluide
électrique en mouvement. J'ai eu soin
en répétant plusieurs fois cette expérience de procurer un calme total dans
l'air avec un appareil convenable.

Toutes les parties solides & fluides
du corps humain, sont donc propres
à recevoir le feu électrique, & à le
communiquer les unes aux autres ? Les
organes d'un tissu serré, jouissant d'un

plus grand reffort , lancent ce fluide avec plus de vigueur , & ces organes font précifément ceux qui admettent dans leur compofition une très-grande quantité de nerfs , tels que les os , les cartilages , les tendons , les ligaments, les aponévrofes. Si dans l'état de fanté ils ne fe montrent pas fenfibles & irritables quand on les touche avec des fubftances cauftiques , ou qu'on les bleffe avec un inftrument , c'eft fans doute parce que les nerfs y font très-preffés les uns contre les autres , & modifiés de maniere à tranfmettre plus facilement le fluide électrique au déhors , qu'à le faire refluer du côté du cerveau , où s'opere le phénomene de la fenfation. Une maladie vient-elle à relâcher le tiffu de ces organes ? ils manifeftent alors leur exceffive fenfibilité , le plus fouvent accompagnée d'accidents formidables , tels que l'inflammation , les convulfions , le délire, la gangrene & la mort.

Les parties qui préfentent une certaine molleffe fans cavité , dont la compofition paroît homogene , qui fe pro-

longent après avoir été réunies en maſſe
par de longs cordons dans toute l'habitude du corps , qui ſe perdent & ſe
confondent dans les autres organes ,
qui ſe chargent très-facilement du fluide
électrique , & le conſervent plus long-
temps , paroiſſent avoir été formées
& deſtinées par la nature à recevoir le
feu principe , à le répandre par-tout ,
à jouir ſeules du ſentiment & du mouvement ; ces parties ſont le cerveau , le
cervelet , la moëlle épiniere & les nerfs.
Quand on conſidere avec attention la
ſtructure du cerveau , la lame compacte
de la boîte oſſeuſe qui le renferme , la
force , le tiſſu ſerré des membranes qui
le couvrent , les réſervoirs aqueux pra-
tiqués dans ſon épaiſſeur , communiquant les uns avec les autres , les contours qu'ils forment , leur parois re-
levées en boſſes & arrondies ; on ne
peut ſe refuſer à l'idée d'un appareil
diſpoſé avec art pour recevoir , conſerver , accumuler le feu principe deſ-
tiné à être lancé dans les nerfs ſes conducteurs.

En admettant le fluide électrique

dans le corps humain , je fuis bien éloi-
gné de penfer qu'il fe meuve dans le
cerveau & fes prolongements médullaires avec autant de rapidité qu'il
s'élançe d'un conducteur métallique
dans le nerf crural ; fa force relative
aux parties qui le dégagent & le reçoivent , très-inférieure dans l'homme ,
ne lui permet que de légers effets en
comparaifon de ceux qu'il manifefte
quand il traverfe des milieux plus den-
fes & plus élaftiques : depuis la fenfibilité & l'irritabilité qu'il imprime à la
fibre animale , jufqu'aux convulfions
atroces , il eft une gradation de mouvements qui comprennent tous les phénomenes que ce fluide opere dans les
organes qui le captivent.

C'eft à l'action du cerveau qui lance
le fluide électrique dans les nerfs , que
l'on doit attribuer la fenfibilité &
l'irritabilité , ces deux puiffants refforts
de toutes les fonctions de l'économie
animale ; l'une & l'autre établiffent
entr'elles des différences trop marquées
pour les confondre , quoiqu'elles aient
le même principe. La fenfibilité univer-

fellémènt répandue , mais partagée iné-
galement , n'eſt rien ſans la communication des nerfs avec le cerveau ; l'irritabilité exiſte indépendamment de
cette communication , mais elle eſt
foible & périt plus promptement.

Ceux qui ont ſuppoſé dans le cerveau & les nerfs un fluide auſſi ſubtile
que la lumiere , n'ont pas tiré de l'activité qui lui eſt propre , tous les avantages qu'elle préſente pour développer
le mécaniſme des ſenſations & du mouvement.

S'ils avoient conſidéré l'œil comme
un globe que le feu principe anime ,
& les rayons de lumiere flottants dans
l'athmoſphere comme le fluide électrique même , ils auroient ſu pourquoi
les rayons lumineux qui viennent en
divergeant ſur la premiere membrane
de l'œil ſont fortement attirés & con-
vergent avant que de toucher les points
de ſa ſurface ; pourquoi la matiere électrique lumineuſe plie ſes rayons & les
rapproche de plus en plus de la perpen-
diculaire , à meſure qu'elle pénetre les
parties ſolides de l'œil & s'avance vers

la rétine ; ils n'auroient vraifemblablement pas fait dépendre la fenfation des
objets de la percuffion de cette membrane , dont le tiffu muqueux n'offre
point à l'idée cette élafticité exquife
pour être ébranlée , & réagir contre le
fluide qu'elle renferme ; ils auroient
placé le principe phyfique de cette
fenfation diftinɕte dans le choc des
deux courants de matiere électrique
affluante & effluante des mamellons
nerveux de la rétine : en confidérant
ce qui fe paffe à l'extrémité oppofée
d'un conducteur , ils auroient jugé de
la fimultancité avec laquelle ce mouvement ébranle le *fenforium* ; ils auroient vu que la forme globuleufe des
yeux eft la plus propre à conferver le
fluide électrique que le cerveau leur
envoie , & à attirer celui qui eft difperfé dans l'air ; ils auroient jugé que
cet appareil néceffaire à la perception
des objets , par l'entremife des nerfs
optiques , n'exclue pas d'un autre
organe la poffibilité de tranfmettre au
*fenforium* une impreffion encore plus
parfaite des mêmes objets. L'obfervation

confirmera que l'eftomac modifié par le feu principe, jouit, dans la cata-lepfie & le fomnambulifme hyftériques, de ce fingulier avantage.

Le fens de l'ouie eft encore un phé-noméne d'électricité, qui dépend moins de la percuffion de la portion molle des nerfs de la feptieme paire, que de l'efpece de mouvement que le fluide électrique qui s'échappe des corps fono-res communique à celui qui anime les rameaux de ce nerf. L'air athmofphé-rique eft, fans doute, néceffaire pour entretenir la vibration du feu principe qui traverfe l'oreille ; la nature a ménagé dans cet organe des efpaces qui en font remplis : elle a fait plus, pour le garantir des commotions violentes, elle a placé un conducteur de décharge qui porte de l'oreille interne dans la bouche le fluide électrique & l'air fuperflus ; *c'eft la trompe d'Euftache.* Les fenfations de l'odorat, du goût & du toucher font mixtes ; des corps légers, unis au feu principe, preffent les extrémités plus fermes des mamellons nerveux qui font répendus à la furface externe & interne du corps.

Le principal phénomene de l'irritabilité eft la contraction des mufcles. Si l'on fuppofe avec Boerhaave, que les les fibres mufculaires font formées par l'épanouiffement des filets nerveux du cordon qui fe plonge dans le mufcle, que le tendon eft la réunion de ces filets ; fi l'on fuppofe en même temps que chaque filet nerveux eft contourné en fpirale, que dans l'interftice des circonvolutions font logés les vaiffeaux fanguins, lymphatiques, le tiffu cellulaire & la graiffe ; 1 .on trouvera la raifon de la groffeur du mufcle ; 2°. de la couleur rouge de fes fibres ; 3°. de la diminution de fon volume, quand le fluide électrique agit fur les fpirales, & les rapproche ; 4°. de fon raccourciffement évalué à plus d'un tiers ; 5°. de fa pâleur ; 6°. des rides qu'il forme ; 7°. de la promptitude avec laquelle il revient à fon premier état, lorfque l'action du cerveau ne fe porte plus fur lui, par la facilité que rencontre le feu principe à s'échapper à l'extrémité du tendon.

Il est prouvé qu'un corps en électrisation reçoit plus de fluide électrique
qu'il n'en transmet, & que les affluances
l'emportent en activité fur les effluances;
quand il n'existeroit pas dans le corps
humain des puissances motrices suffi-
fantes pour rompre l'équilibre du feu
qui l'anime, celui qui lui vient de
l'athmosphere par tous les points de fa
furface, produiroit victorieusement cet
effet. Voilà le principe de toutes les
fenfations dans l'homme, de la chaleur animale bien fupérieure à celle de
l'air ; voilà le principe de tous les
changements qui s'operent dans fes
organes fenfibles & irritables, lorfque
des caufes particulieres augmentent ou
diminuent l'électricité athmofphérique;
voilà la fource des maladies conta-
gieufes , & le plus fouvent funeftes,
que les affluances électriques dépofent
dans fon fein. La pefte qui fe renou-
vella dans Milan, parce qu'un malheu-
reux foffoyeur fecoua une corde chargée
de poussiere, eft encore un phénomene
d'électricité plus terrible que le tonnerre,
dont la force meurtriere fe diffipe fans

laisser après elle de miasmes destruc-
teurs.

Indépendamment de l'action que le
cerveau & les nerfs exercent sur toute
l'économie animale, le corps humain,
composé de vaisseaux & d'humeurs,
de poids, de contre-poids, de léviers,
soumis aux loix de la mécanique, obéit
encore à une seconde puissance dont on
a calculé la force & la vîtesse : c'est le
cœur. Toute l'antiquité a placé dans
cet organe la chaleur & la vie. En effet,
l'une & l'autre suivent la progression de
ses mouvements. Les anciens n'ont été
frappés que d'une partie des bienfaits
de la nature ; le principe de chaleur
repose non-seulement dans le tissu solide
du cœur & des arteres, mais encore
dans la partie rouge du sang. C'est le
frottement qui fait jaillir le fluide électrique des deux substances ; les obsta-
cles qu'il rencontre accroissent son
mouvement ; chaque globule de fluide
étincelle ; le sang qui coule des veines
dans l'obscurité est non-seulement chaud,
mais quelquefois lumineux.

La vîtesse avec laquelle le feu principe eſt porté dans la premiere couche du cerveau, eſt modérée par une infinité de contours; il ſe dépouille dans la ſubſtance corticale des parties étrangeres qui lui ſont unies; elles pourroient bleſſer les fibres molles & tranſparentes de la ſubſtance médullaire, jeter le plus grand déſordre dans les organes du ſentiment & du mouvement, produire une apoplexie foudroyante, ſans laiſſer après elle de traces qui en manifeſtent la cauſe.

Fixons un moment nos regards ſur l'action du cœur & des arteres, dont les rameaux, auſſi nombreux que les nerfs, les accompagnent par-tout, & ſe perdent avec eux dans les parties ſenſibles & irritables. Subordonné à la contraction du cerveau, le cœur réagit ſur ce viſcere & porte quelquefois le trouble dans ſes fonctions : ces deux puiſſances réunies combinent leurs efforts pour produire la catalepſie hyſtérique; elles conſtituent ſa cauſe prochaine, auſſi méconnue que les prodiges qu'elle enfante. Examinons la diſpoſition particuliere des arteres qui rampent dans

le cerveau au voifinage des nerfs ; c'eft
le feul moyen de diffiper les ténebres
qui la couvrent, d'éveiller l'attention
fur les dangers qui l'accompagnent, de
faifir les indications des fecours propres
à l'anéantir.

1°. Les nerfs olfactifs font très-près
d'un rameau artériel affez gros, détaché
de l'artere calleufe, il fe partage en
deux ramifications ; l'une paffe en-de-
hors, & fur les deux cordons médullaires qui forment ces nerfs ; l'autre fe
diftribue fur la partie inférieure & antérieure des lobes du cerveau, en fui-
vant la direction du rameau qui la
fournit.

2°. Les nerfs optiques font entourés
d'un cercle artériel très-confidérable,
interrompu par la felle turcique. Les
parties latérales de la réunion de ces
nerfs fe trouvent embraffées par les
deux carotides internes ; leurs parties
fupérieures par les arteres calleufes
qui s'anaftomofent au moyen d'un
canal très - court, & d'une groffeur
affez confidérable.

3°. Les moteurs des yeux paffent

entre l'artere supérieure du cervelet, & la branche que, jette la bifurcation du tronc bafilaire des vertébrales, qui pénetre fous la face inférieure des hémifpheres du cerveau : cette artere dans ce trajet enveloppe de toute part les bras de la moëlle allongée à leur entrée à travers l'ouverture antérieure de la tente du cervelet.

4°. Les pathétiques font éloignés de l'artere fupérieure du cervelet.

5°. Les trijumeaux n'ont à leur proximité aucune branche artérielle.

6°. Les moteurs externes unis aux arteres carotides, & baignés dans le fang du finus caverneux, font encore très - près dans le crâne de l'artere moyenne du cervelet.

7°. Les auditifs font accompagnés d'une artere d'un volume médiocre qui fort du tronc bafilaire des arteres vertébrales. Ce rameau artériel paffe par-deffus la portion molle des deux nerfs, fe gliffe entre l'un & l'autre cordon nerveux, & donne un rameau qui les accompagne dans le rocher.

8°. Les nerfs de la huitieme paire,

ou paire vague , n'ont aucune artere
dans leur voisinage , & n'en rencontrent
point dans leur trajet ; ils sont séparés
à leur sortie du crâne du golfe de la
veine jugulaire par une production cartilagineuse , quelquefois offeuse , qui
divise le trou déchiré postérieuren deux
parties inégales. Les nerfs accessoires
*de Villis* passent en montant pour se
rendre au trou déchiré postérieur sur
les vertébrales avant leur réunion pour
former le tronc basilaire.

9°. Les nerfs de la neuvieme paire ,
ou les gustatifs, sont situés entre la partie
inférieure de la moëlle allongée & l'artere inférieure du cervelet , avant que
de s'engager dans le trou condiloïdien
antérieur.

10°. Les nerfs sous occipitaux , à leur
naissance de la moëlle épiniere , embrassent par plusieurs filets les arteres
vertébrales à leur entrée dans le crâne,
& se jettent dans la même embouchure
qui donne passage à ses arteres.

L'injection des carrotides distent
toutes les arteres qui rampent à la surface du cerveau & pénetrent à travers
ses

ſes replis ; en examinant ſans préven-
tion les rameaux ſitués au-deſſus des
cordons nerveux , on voit qu'ils en
en compriment pluſieurs , avec d'autant
plus d'efficacité , qu'ils ne ſont point
encore détachés de la ſubſtance médullaire , & n'ont pas reçu l'enveloppe
à laquelle ils doivent leur ſolidité.

Pluſieurs cauſes concourent dans
l'affection hyſtérique eſſentielle à
porter une plus grande quantité de
ſang vers les extrémités ſupérieures , à
l'accumuler dans les ſinus nombreux
du cerveau , en oppoſant à ſon retour
des obſtacles que les efforts de la
nature ne peuvent pas toujours ſur-
monter. 1°. Les convulſions atroces
précipitent le mouvement du ſang dans
les veines , & le font refluer plus promptement du côté du cœur ; cet organe
irrité , le lance avec vigueur & à coups
redoublés dans les carotides ; tandis
que toutes les parties du corps ſe chargent d'une électricité ſuperflue , les
ſinus du cerveau , qui n'ont point à leur
voiſinage de muſcles pour favoriſer leur
contraction , reçoivent avec excès le

fluide vital ; 2°. le fpafme des vifceres du bas-ventre ; 3°. un principe ftimulant la fubftance même du cerveau font encore des caufes qui appellent une plus grande quantité de fang dans fes vaiffeaux.

La rougeur, la tuméfaction du vifage, la vivacité des yeux, la douleur aigue de la tête & de l'eftomac, la chaleur piquante répandue fur le frond, la poitrine & les bras, le froid des extrémités inférieures ; l'impulfion de la nature qui entraîne la femme hyftérique vers les corps propres à abforber le feu qui la dévore, & la force de s'éloigner des perfonnes qui la fecourent, font les effets combinés du fang chaffé avec violence vers les parties fupérieures, & de la quantité furabondante de fluide électrique que le frotement dégage.

C'eft au milieu de l'orage que fe forment les caufes qui s'oppofent au retour du fang des finus du cerveau au cœur ; elles fe manifeftent par des fignes effrayants, lorfque les convulfions affectent les mufcles du col, de la poitrine & du diaphragme ; la refpiration qui s'affoiblit & manque tout à coup, fixe le mouvement du fang dans la veine cave defcendante, elle le fait même refluer dans les finus, tandis que le cœur épuife fes derniers efforts fur les arteres du cerveau. On juge avec certitude de leur engorgement par la plénitude & la tenfion des vaiffeaux fitués fous la peau, la rougeur des yeux fixes & proéminents, la couleur d'un rouge violet, & quelquefois plombée des levres, des joues & du frond, la tuméfaction du col & de la face, la privation du fens externe qui fuccede à cet affreux état; & plus fûrement encore par l'apoplexie qui enleve quelques malades avec épanchement de fang fur le cerveau : l'infpection anatomique confirme tous ces fignes, elle montre la diftention exceffive des finus, avec des grumeaux de fang dans leur cavité.

Comparons les accidens qui doivent néceffairement réfulter de la compreffion des nerfs à leur origine, par l'engorgement des ramifications artérielles qui rampent à leur voifinage, avec les fymptômes de la catalepfie , & nous reconnoîtrons qu'ils font abfolument les mémes ; que la perte du mouvement , du fentiment & de la connoiffance qui fuccede à cet engorgement, eft la catalepfie proprement dite ; que l'immobilité du *fenforium* eft une chimere; que les phénomenes confignés dans la premiere partie de mon mémoire lui font effentiellement unis , & que plufieurs auteurs les ont obfervés fans en foupçonner la caufe.

1°. Les nerfs olfactifs , comprimés par un rameau de l'artere calleufe , ne recevront pas affez de fluïde électrique pour animer la membrane pituitaire ; l'odorat ne fubfiftera plus : ce fens eft nul dans la catalepfie.

2°. Les nerfs optiques , preffés à leur réunion par un cercle artérielle très-fort , la rétine fera abfolument infenfible : le cataleptique ne voit pas.

3°. Les moteurs communs des yeux refferrés par deux arteres , ne pourront opérer la contraction des mufcles releveurs , abaiffeurs , abducteurs & petits obliques ; les yeux du cataleptique n'exécutent aucun des mouvements qui font propres à ces mufcles.

4°. Les pathétiques, trop éloignés de l'artere fupérieure du cervelet pour être comprimés, contracteront les mufcles grands obliques dans lefquels ils fe perdent; ils rapprocheront le globe de l'œil de l'angle interne, ils lui feront exécuter un demi-tour fur fon axe : en élevant les paupieres d'un cataleptique, on eft frappé de ce phénomene.

5°. Les nerfs de la cinquieme paire, ou les trijumeaux, n'ont à leur voifinage aucune ramification artérielle, ils porteront le fluide électrique dans les mufcles orbiculaires ; les paupieres feront clofes ; ils contracteront au befoin les mufcles des levres, du nez, des joues, du front & de la langue : on obferve les effets de cette contraction chez le cataleptique, lorfqu'on fait parvenir dans le *fenforium*, des idées propres à exciter la réaction du fens intellectuel fur cet organe.

6°. Les nerfs de la fixieme paire, ou les moteurs externes, comprimés par les carotides, & encore par le fang qui furabonde dans le finus caverneux, ne lanceront plus de feu principe dans les mufcles abducteurs ; dans la catalepfie, le globe de l'œil n'eft jamais porté vers l'angle externe des orbites.

7°. La portion molle de la feptieme paire, foulée par un rameau artériel du tronc bafilaire des vertébrales, ne recevra pas fuffifamment de fluide électrique pour tranfmettre au *fenforium* la vibration des corps fonores ; la furdité fera abfolue : l'expérience prouve que le cataleptique n'entend pas. La portion dure de ces nerfs ne peut être comprimée que dans le rocher, mais comme elle jouit d'un tiffu plus ferme, il eft probable quelle pourra encore animer, avec quelques ramifications des trijumeaux, les mêmes mufcles auxquels elle fe diftribue.

8°. Les nerfs de la huitieme paire n'ont à leur origine dans le cerveau aucune artere qui puiffe les comprimer ; en fortant du crâne, ils donnent des filets aux mufcles de la langue, du pharinx, & du larinx, ils s'uniffent au ganglion fupérieur de l'intercoftal,

& fourniſſent des rameaux aux muſcles du col. Arrivés dans la poitrine , il ſe détache de ces nerfs un filet qui remonte le long de la trachée artere juſqu'au larinx & au pharinx , où il ſe diſtribue. Les nerfs de la huitieme produiſent encore d'autres filets qui s'uniſſent avec des rameaux de l'intercoſtal , pour aller enſemble au-deſſus du cœur former un entrelacement de fibres nerveuſes nommé plexus cardiaque. On obſerve dans le trajet de ces cordons nerveux , derriere les poumons , des rameaux qui s'entre-croiſent , produiſent un plexus qui ſuit la route des bronches , & ſe diſtribue dans tout l'intérieur de ce viſcere. Après avoir fournis les nerfs pour le plexus pulmonaire , les deux troncs de la huitieme paire ſe rapprochent , ſe collent ſur l'œſophage , envoient des filets nerveux au médiaſtin , à l'aorte , & aux parties voiſines. Le tronc du côté droit gagne la partie poſtérieure de l'œſophage , & celui du côté gauche l'antérieure ; ils traverſent dans cette poſition la cloiſon charnue du diaphragme , ſe diviſent en quatre rameaux , dont les trois premiers fe jettent fur la partie fupérieure & poftérieure de l'eftomac, le quatrieme fur la partie antérieure & poftérieure ; ils prennent le nom de nerfs ftomachiques, fe perdent enfuite, & fe confondent avec les nerfs inter-coftaux pour former les plexus hépati-que, fplénique, réneaux, méfenté-rique, &c.

Telles font les routes que parcourt la huitieme paire de nerfs, fa jonction avec les intercoftaux la lie pour ainfi dire avec tout le fyftême nerveux ; elle établit entre les organes auxquels elle fe diftribue, & les autres vifceres, une fympathie confervatrice, fympathie dont on ignore le mécanifme & les loix, mais qui ne trompe point le cataleptique dans les prédictions éton-nantes qu'il forme fur fon état, tandis qu'elle ne permet au médecin que de foibles conjectures fur les effets qu'elle produit.

Le cerveau, furchargé de feu prin-cipe, réunira tous fes efforts fur les cordons nerveux & libres de la hui-tieme paire, il le lancera dans les parties intérieures ; elles jouiront d'une électricité positive très-forte , & la surface du corps sera électrisée négativement. A la perte de la vue , de l'ouie , de l'odorat & du goût , les cataleptiques joignent encore la privation du sens le plus étendu , celui du toucher ; c'est en vain qu'on irrite la peau , ses nerfs paralysés ne communiquent plus avec le *sensorium*. Cependant les extrémités des doigts possedent toute la finesse du tact. Ce phénomene , qui n'a été consigné nul part , dépendroit-il de la communication de quelques rameaux de la paire vague avec le nerf cutanné , ou du fluide électrique qui tend à s'échapper par toutes les pointes d'un corps électrisé ?

Tandis que le froid & une insensibilité mortelle , signes d'électrité négative , regnent à la surface du corps , & que les muscles sont dans le relâchement , le feu principe développe à l'intérieur toute sa puissance. La tumeur qui souleve l'épigastre au moment où la catalepsie s'annonce & s'évanouit avec elle , la grande quantité de nerfs

que la huitieme paire diftribue à l'eftomac manifeftent l'action du fluide
électrique, principalement fur ce vifcere.
Il en contracte les orifices & fe mêle à
l'air raréfié dans fa cavité ; l'effort conf-
tant du *fenforium* fur fes membranes
difpofe un appareil électrique dans cet
organe, dont les effets paroîtront autant de prodiges, parce qu'ils s'operent
dans un globe vivant doué d'une fenfibilité exquife, & fur lequel la nature a
jeté un voile impénétrable.

Le phénomene fingulier de la vifion
dans l'eftomac des cataleptiques ne peut
s'expliquer par les principes des phyficiens fur la lumiere ; mais les principes
de cette théorie ne font-ils pas rejetés
eux-mêmes par la molleffe de la rétine,
& la mucofité de cette membrane n'eft-
elle pas plus propre à éteindre le mouvement lumineux qu'à le propager au
*fenforium ?* Cette théorie, qui n'a aucun
égard au fluide électrique, dont les
yeux des nyctalopes éteincellent à travers les ténebres, développe-t-elle bien
la caufe mécanique qui leur fait diftin-
guer les objets au milieu de la nuit ?

En réduifant toutes les fenfations à celle du toucher, les phyficiens qui la dé-fendent ne font-ils pas obligés d'établir un fluide pour la lumiere, un autre pour le fon, tandis que mes expé-riences dans la catalepfie prouvent que le feu principe produit l'un & l'autre ? Armé de cette vérité, conduit par l'obfervation, je hazarde de nouveaux principes fur la lumiere, les phofphores & les corps tranfparents ; ils ferviront de bafe au fyftême qui m'a paru faire rentrer dans l'ordre naturel des prodiges que l'on a attribué dans tous les fiecles à un pouvoir fupérieur. Je ne les rap-procherai ces principes, qu'autant qu'il fera néceffaire pour expliquer la nyĉta-lopie, phénomene qui a les plus grands rapports avec la faculté que poffedent l'eftomac des cataleptiques & des fom-nambules de tranfmettre au *fenforium* l'image lumineufe des corps plongés dans fa fphere d'activité.

1°. L'efpace & les objets ne feroient rien pour l'homme, s'il n'exiftoit un principe matériel qui en éclaire & colore toutes les parties.

2°. Ce principe matériel eft le fluide électrique, il réunit toutes les propriétés que l'on reconnoît à la lumiere, il fe montre à la furface & au-dedans des corps, il remplit l'efpace ; l'imagination ne peut lui affigner des bornes.

3°. Je défignerai, fous le nom de fluide électrique externe, le feu principe répandu dans l'athmofphere & les corps inanimés ; j'appellerai fluide électrique interne, celui qui exifte dans l'homme & les animaux vivants, n'entendant établir aucune différence fpécifique entre l'un & l'autre.

4°. Les parties homogenes qui compofent le fluide électrique externe & interne font toujours en mouvement ; ce mouvement fait partie de celui qui conftitue la lumiere.

5°. Le mouvement propre des deux fluides eft augmenté par l'action du foleil, des corps céleftes & de la terre ; le fluide électrique interne eft foumis de plus à une autre puiffance qui le modere & le dirige : c'eft le cerveau & les nerfs.

6°. Lorfque les fluides électrique,

externe & interne fe choquent , il réfulte dans les deux courants une augmentation de mouvement qui conftitue la lumiere.

7°. Le choc doit fe faire dans le fond de l'œil , à la furface de la rétine , & pofféder un degré déterminé de force pour produire dans le *fenforium* l'impreffion de la lumiere , dans le fens intellectuel la perception de la grandeur , de la figure , de la couleur & de la fituation des corps.

8°. Dans le phénomene de la vue , les deux courants électriques fe meuvent en fens contraire ; le choc fe fait près de la rétine , lorfque le globe de l'œil eft bien conformé.

9°. Le mouvement du foleil , l'action du cerveau & des nerfs optiques , font les caufes de ce mouvement en fens contraire.

10°. Si l'intenfité de ces deux caufes motrices augmente ou diminue dans une proportion relative , le choc qui rend les deux courants de fluide électrique lumineux fubira la même révolution ; il mefurera conféquemment toutes les nuances de lumiere , depuis l'aurore jufqu'au crépufcule.

11°. L'une de ces caufes cefle-t-elle d'agir fur le fluide électrique externe ou interne , le phénomene de la vue ne fubfiftera plus. Quand le foleil eft enfoncé fous l'horizon , ou lorfque le cerveau n'exerce plus d'action fur le globe de l'œil , le *fenforium* ne peut recevoir l'impreffion de la lumiere.

12°. Si l'une des caufes défignées s'affoiblit , & que l'intenfité de l'autre augmente , la fenfation de la lumiere aura toujours lieu ; elle fera même portée à un degré de perfection que l'obfervation feule peut apprendre.

13°. L'électrifation plus forte du globe de l'œil , en augmentant le mouvement du feu principe externe , fupplée à l'action du foleil ; il fe précipite fous le nom de matiere électrique affluante du côté de la retine , & produit , à la furface de cette membrane , un choc fuffifant pour être lumineux. C'eft d'après ce principe que les nyctalopes , qui ont le globe de l'œil plus gros , plus arrondi , jouiffent réellement

de la senfation de la lumiere au milieu
des ténebres , diftinguent , faisiffent &
dévorent leur proie, qui ne peut être
apperçue par les autres efpeces d'êtres
vivants : l'éclat phofphorique dont bril-
lent leurs yeux n'eft-il pas l'effet de la
rapidité avec laquelle le fluide électrique
interne fe meut dans leurs membranes ,
& le figne certain d'une électrifation plus
forte ?

Le même choc qui produit pour les
nyctalopes la fenfation de la lumiere
au milieu des ténebres, excite quelquefois dans l'homme attentif une efpece
d'impreffion dans le *fenforium*, & une
fufpenfion de l'action mufculaire qui le
fauve d'une collifion offenfante ; il n'eft
peut-être perfonne qui n'ait éprouvé ce
tact intérieur & ne fe foit arrêtée dans
l'obfcurité tout près du corps fur lequel
elle alloit fe bleffer.

14°. Lorfque le choc des courants
électriques fe fait à la furface de la
rétine avec trop de violence , par l'intenfité des caufes qui accroiffent le
mouvement des fluides électriques externe & interne , la lumiere eft accom-

pagnée d'une fenfation de chaleur qui
bleffe la rétine & le *fenforium* ; elle
ne produira pas la perception diftincte
des objets.

C'eft encore vraifemblablement d'après
ce principe que les nyctalopes fouffrent
& ne diftinguent plus les corps, lorfque
le foleil élevé fur l'horizon accélere le
mouvement du fluide électrique externe ;
mais la nature a pourvu à cet accident
par la membrane clignotante , qui
recouvre le globe de l'œil.

15°. Tous les corps renferment dans
leurs pores une quantité de feu principe
plus ou moins grande ; ils doivent
donc être confidérés comme phofphoriques.

La découverte des phofphores eft fi
prodigieufement augmentée , par les
foins des phyficiens , qu'on peut
avancer que toutes les fubftances des
trois regnes font phofphoriques ou lumineufes.

16°. Le phorfphore eft un corps en
électrifation , il poffede des effluances
& affluances ; elles fe choquent à fa
furface & dans fes pores ; elles produi-
fent

sent une multitude de centres plus ou moins lumineux.

17°. Tous les corps ne possedent pas la vertu phosphorique au même degré ; leur contexture restreint plus ou moins le mouvement du feu principe qu'ils renferment. Il sera assez actif dans quelques-uns de ces corps pour briller dans l'obscurité, sans qu'on soit obligé de les échauffer, de les frotter ou de les désorganiser ; condition indispensable pour une infinité d'autres.

18°. La faculté d'appercevoir l'éclat dont brille les phosphores, dépend du degré d'électrisation du globe de l'œil, proportionnée à celle des corps phosphoriques : le nyctalope ou l'être qui approche le plus de cet état, en découvrira un très-grand nombre ; il peut exister telles conditions dans un organe que tous les corps soient lumineux pour lui.

19°. Pour appercevoir un corps phosphorique dans l'obscurité, il est nécessaire que les chocs électriques, produits à sa surface & dans ses pores, puissent être transportés sur la rétine, & qu'ils poffedent une activité fuffifante pour produire la fenfation de la lumiere. Ils feront réfléchis fur cette membrane , fi le globe de l'œil fe trouve plongé dans leur fphere d'activité , & ils y feront naître la lumiere s'il jouit d'une électrifation relative.

La matiere électrique affluante, qui fe porte fur le corps phofphorique , eft renvoyée par la réaction de la matiere effluante fur le globe de l'œil ; fon mouvement augmenté par le choc à la furface du phofphore , s'accroît encore à proportion de ce qu'elle approche de l'œil & de la rétine ; il fe forme en conféquence de nouveaux chocs à la furface de cette membrane, bien fupé-rieurs aux premiers ; tels enfin qu'ils font naître la fenfation de la lumiere, fi le phofphore eft le ver luifant, ou la pierre de Bologne, expofée, avant l'ex-périence , au grand jour.

Tous les phofphores , comme nous l'avons obfervé , n'ayant pas la même activité d'électrifation, il faudra ; pour les appercevoir, que celle des yeux augmente ; ainfi les nyctalopes découvriront dans l'obfcurité l'éclat de la pierre de Bologne , fans la précaution d'animer le mouvement inteftin du feu qu'elle renferme en l'expofant au grand jour. L'expérience prouve que les hommes qui jouiffent en partie de cette faculté, voient briller, pendant la nuit, des fubftances que les autres ne foupçonnent pas être lumineufes , & il ne faudra donc pas croire dans le délire les malades , agités d'une fievre violente , très-propre à augmenter l'électrifation des yeux , lorfqu'ils voient avec une inquiétude extrême les objets qui les entourent comme s'ils étoient en feu.

20°. Les corps tranfparents font des corps en électrifation , qui tranfmettent d'une furface à l'autre les chocs de la matiere effluante & affluante.

21°. Tous les corps étant plus ou moins en électrifation par l'activité propre du feu principe qu'ils renferment , & par l'action de la puiffance univerfelle qui agit fur eux , il n'en eft aucun qui, de fa nature , ne foit tranfparent.

22°. Pour que les chocs électriques formés à la furface d'un corps foient tranfmis à l'autre, il faut, 1°. que les furfaces aient les mêmes rapports d'égalité ; 2°. que l'épaiffeur intermédiaire jouiffe de la même denfité ; 3°. qu'elle ne foit pas affez confidérable pour amortir le mouvement rétrograde du fluide électrique ; 4°. que les chocs qui s'operent à la derniere furface foient doués d'une force telle, qu'en fe répétant fur la rétine, ils puiffent produire, dans le *fenforium*, l'impreffion de la lumiere ; dans l'ame intellectuelle, la perception des corps tranfparants, & l'image de ceux que les chocs réfléchiffent.

Il fuit de ces principes, 1°. qu'on peut, par l'addition du fluide électrique, ou en lui procurant un plus grand mouvement, rendre un corps, que l'on juge opaque, tranfparent. L'expérience vient à l'appui de cette affertion ; l'huile qui contient beaucoup de feu principe, appliquée à la furface d'un papier, le rend tranfparent ; une couche de cire d'Efpagne, d'une ligne d'épaiffeur,

placée à la surface interne d'un globe de
verre, & mis en électrifation, perd fon
opacité. 2°. Que le verre le plus tranfpa
rent jouira foiblement de cette propriété,
fi l'on terni une de fes furfaces avec
un corps quelconque propre à détruire
l'égalité des chocs d'une furface à l'autre,
ou fi l'on augmente fon épaiffeur, ou
fi l'on mêle à fa fubftance des corps
d'une denfité inégale ; en forte qu'il
n'eft aucun corps tranfparent qu'on ne
puiffe rendre opaque par l'addition des
mêmes parties, & aucun corps opaque
qui ne devienne tranfparent par le re-
tranchement de fes parties ; l'or, qui eft
de toutes les matieres connues la plus
denfe, n'eft-il pas rendu tranfparent,
lorfqu'il eft aminci jufqu'à un certain
point. 3°. Que la tranfparence des corps,
ainfi que l'éclat lumineux des phofphores,
eft relative à l'électrifation du globe
de l'œil ; que les chocs communiqués
d'une furface à l'autre, qui ne poffé-
deront pas affez de force pour ébranler
le fluide électrique de la rétine d'un œil
diurne, fe feront fentir au nyctalope,

& plus vivement encore à l'eſtomac des cataleptiques. 4°. Que le verre un peu épais, ou les autres corps idio-électriques, réſiſtant beaucoup plus à l'électriſation communiquée, feront, pour les nyctalopes & les cataleptiques, des corps véritablement opaques, tandis que les autres feront l'office de tranſparents ; auſſi les ſubſtances qu'on renferme dans des verres épais, n'excitent, dans l'eſtomac des cataleptiques, ni la ſenſation de la vue, ni même celle du goût ; le vaiſſeau de verre qui les contient eſt-il ouvert par le haut ? Je me ſuis aſſuré, par des expériences multipliées, que le fluide électrique qui s'échappe par cette ouverture, emporte avec lui dans leur eſtomac le principe matériel de la ſaveur & de l'odeur, & que de cette maniere les cataleptiques acquerent la connoiſſance de ces ſubſtances.

Les principes que je viens d'établir ſur la lumiere, tirent l'organe, formé pour voir, de l'inertie à laquelle les autres ſyſtêmes l'ont condamné ; il concourt de toute ſa force d'électriſation

à la production du mouvement lumineux, & nous avons obfervé que cette
force, chez les nyctalopes, crée la
lumiere au milieu des ténebres. Nous
ajouterons que la fievre, l'inflammation de la corroïde, la rage, en augmentant l'électrifation du globe de l'œil,
ont rendus quelques perfonnes nyctalopes. Si l'action du cerveau, qui lance
le feu principe dans les nerfs optiques,
eft la caufe de cette électrifation, pourquoi, lorfqu'elle vient à ceffer, dans
la catalepfie, par la compreffion de ces
mêmes nerfs, l'énergie très-forte du
cerveau ne fe replieroit-elle pas fur la
huitieme paire, & n'établiroit-elle pas
dans l'eftomac un foyer électrique d'une
activité encore fupérieure ? La forme
arrondie de ce vifcere, la tenfion de
fes membranes, par le développement
de l'air qui remplit fa cavité, lui donnent, ainfi qu'à l'œil, les mêmes avantages pour accumuler, concentrer le
fluide électrique interne, attirer celui
qui eft difperfé dans l'air, qui repofe à
la furface & dans l'intérieur des corps.

Si la lumiere naît du choc des deux
courants, près des mamellons nerveux
de la rétine, la membrane interne de
l'eſtomac n'eſt-elle pas toute hériſſée de
houpes nerveuſes qui laiſſent échapper
le feu principe ? Dira-t-on que la ſtructure de l'œil eſt néceſſaire pour faire
naître cette ſenſation ? Mais il eſt prouvé
qu'on peut en retrancher quelques parties intérieures, ſans le priver de la lumiere. La perception diſtincte des objets
dans le ſens intellectuel, étroitement
liée avec toutes les parties de l'image
formée ſur la rétine, pourroit-elle être
communiquée par un viſcere dépourvu
d'iris, de criſtallin, d'uvée, &c. ? Mais
toutes les pieces qui entrent dans la
ſtructure de l'œil ſont-elles donc abſo-
lues à la compoſition de cette image ?
La chambre obſcure, au fond de laquelle le feu principe deſſine & colore
des tableaux raviſſants, eſt-elle conſ-
truite dans les mêmes proportions ? Le
globe de verre, enduit intérieurement
d'une couche épaiſſe de cire d'Eſpagne,
ne tranſmet-il pas, à travers l'enveloppe opaque, l'image, en partie lumi-

neufe, de la main qui repofe à fa furface ?

L'eftomac, dans la catalepfie, poffede donc, à un degré fupérieur, toutes
les vertus du globe de l'œil dans la plus
forte électrifation ; il lance autour de
lui le feu qui l'anime, & reçoit des
parties intérieures des courants de matiere électrique que le choc rend lumineufe ; l'ame intellectuelle, ébranlée
par le *fenforium*, jouit, pour la premiere fois, de l'étonnant fpectacle des
vifceres fitués dans la poitrine & le bas-
ventre, elle réagit fur le *fenforium*; tous
les mufcles de la face expriment les
traits d'une furprife mêlée d'effroi. Ce
caractere fortement retracé dans la catalepfie hyftérique, montre d'un côté
l'activité du *fenforium*, que l'on a jugé
immobile, & de l'autre le défaut de
compreffion de la part des arteres fur
les cordons nerveux deftinés à porter
le fluide électrique dans les mufcles de
la face.

Si l'on queftionne la femme cataleptique fur la caufe de fon étonne-
ment, la defcription qu'elle fait des

organes plus ou moins lumineux qu'elle contemple , de leur ftructure , de leur forme , de leur fituation refpective , de leur mouvement , ajoute à la preuve phyfique de ce phénomene toute la force que l'affertion morale peut lui donner. Détournée par la converfation , fa phyfionomie prend un autre carac‑ tere , elle devient attentive à ce qui fe paffe autour d'elle ; les effluances électriques qui s'échappent de l'eftomac dans l'athmofphere , mettent en mouve‑ ment le feu principe répandu à la fur‑ face & dans l'intérieur des corps ; il fe précipite en rayons divergents dans le foyer qui les attire ; ils peignent, fous une forme plus ou moins phofphorique ou tranfparente, l'image de ces mêmes corps, & dans des proportions plus grandes que fur la rétine.

A la faculté de voir, l'eftomac des cataleptiques joint encore celle d'en‑ tendre , de fentir & de goûter. Les expériences que j'ai faites pour inter‑ cepter le principe matériel de ces trois fens, avec des corps idio‑électriques , prouvent qu'il eft abfolument le même.

On compoferoit un volume, fi l'on entroit dans tous les détails néceffaires pour développer la caufe phyfique de ces fens ; je me bornerai à obferver que, fubfiftant dans l'eftomac, lors même que celui de la vue ne s'y trouve plus, ils fuppofent moins d'énergie dans la caufe qui met en mouvement le fluide électrique externe, & une électrifation moins forte dans l'organe qui doit en recevoir l'impreffion. Les corps fonores agiffent donc plus foiblement fur le feu électrique, renfermé dans leurs pores, que les plateaux ou les globes qui tournent rapidement fur leurs axes ; & l'oreille, par fa ftructure, n'eft pas fi propre à recevoir du cerveau une auffi grande quantité de feu principe que l'œil même. L'odorat & le goût, phé-nomenes électriques, naiffent encore de l'application immédiate des parti-cules déliées des fubftances fapides & odorantes fur les houppes nerveufes de l'eftomac. Les téguments qui recou-vrent ce vifcere leur refuferoient-ils un paffage ? Les membranes de l'œuf admettent bien avec le fluide électrique du coq les molécules subtiles de la semence qui fécondent le germe.

Deux foyers principaux de fluide électrique concourent à produire les phénoménes physiques & moraux de la catalepsie ; l'un est placé dans le cerveau , & l'autre dans l'estomac ; ils sont dans une action continuelle , & la volonté exerce sur eux son empire. Le premier communique plus d'énergie aux fibres médulaires qui composent le *fensorium* ; il exalte les facultés du sens intélectuel. Le second appelle dans l'estomac toutes les vertus du sens externe, il les porte à un degré de perfection inconcevable ; & jusqu'à ce que le feu principe qui l'anime soit épuisé , les cataleptiques continuent à être dans un rapport plus parfait avec eux-mêmes & les objets qui les entourent.

Les avantages que l'homme retire du sens interne se bornent à quelque appétit , à une sensation confuse de l'équilibre qui regne entre les visceres, à une espece de tact intellectuel qui ne sauroit lui apprendre quelle peut en être la durée. Est-il malade , il éprouve, depuis l'anxiété jufqu'à la douleur, une gradation de fymptômes qui lui font preffentir la rupture de cet équilibre ; mais ils le laiffent dans l'incertitude fur la nature & les principes du dé- fordre, fur les vifceres, effentielle- ment affectés & l'événement. La cata- lepfie donne à ce fens aveugle un œil perçant, il voit l'atome deftructeur dans les plus petits vaiffeaux, il diftin- gue à travers le tiffu des organes les vifceres qui en alterent les fonctions ; une obfcurité plus ou moins grande, couvre les parties dans lefquelles le mouvement vital s'affoiblit ou s'éteint ; elle fe répand comme un voile fune- bre fur celles qui font à leur voifinage, ou qui correfpondent plus particuliére- ment avec elles ; l'ame ébranlée par ces vives images, calcule en un inf- tant la grandeur du défordre, & le degré de force qu'elle peut lui oppofer ; elle prédit une fuite d'accidents, pen- dant le cours de l'affection hyftérique, qui fe montrent communément aux époques déterminées ; fi elle appelle à fon aide des fecours étrangers pour les prévenir, ou en abréger la durée, elle les choisit parmi les substances les plus propres à absorber le feu principe dominant dans un organe, ou à le détourner sur ceux qui en sont dépourvus.

Le sommeil produit des rêves qui en imposent la catalepsie ; & le somnambulisme en enfantent de plus séduisants encore, & de cette source partent une foule d'erreurs que l'on a pris pour des vérités inspirées. Les rêves supposent une électrisation plus forte dans le *sensorium commune* que dans les organes du sens externe & interne ; l'énergie du *sensorium* chez les somnambules, n'est pas toujours contrebalencée par une activité égale dans l'estomac, sur-tout lorsque ce symptôme de l'affection hystérique approche de sa fin : aussi les rêves prophétiques & mensongers ne se manifestent que tard, & souvent ils n'ont pas le loisir de les finir, mais les cataleptiques ne manquent jamais de les reprendre, dans l'accès suivant, & d'articuler le reste du mot dont ils n'avoient prononcé que peu de syllabes. La folie à laquelle cette maladie dispose, paroît

avoir la même caufe prochaine : l'électrifation dominante & foutenue du *fenforium* trompe habituellement l'ame intellectuelle , en lui offrant des images
qui ne lui font point communiquées par
le fens externe , & l'obfervation prouve
que la méthode barbare de fuftiger les
fous , de les fubmerger , jufqu'à extinc-
tinction , pour ainfi dire , du principe
vital , a eu les plus grands fuccès en
diminuant l'électricité fpontanée , en
rétabliffant les rapports électriques entre
les organes des fens.

On cherche quelquefois , au réveil ,
à fe rappeller toutes les circonftances
d'un fonge impofant ; l'attention avec
laquelle on en fuit la réminifcence ré-
tabli , dans le *fenforium* , le même degré
d'électrifation. Quelqu'effort que faffe
le fomnambule éveillé , jamais la volonté , fecondée de l'attention la plus
forte , ne fauroit rappeller dans le cerveau une électricité équivalente ; il
oubliera donc néceffairement fes penfées
& fes actions , jufqu'à ce qu'un nouvel
accès de catalepfie le replaçant au même

état , la volonté dont il jouit lui retrace les mêmes images.

Quand on est enseveli dans une méditation profonde , on n'exerce aucun mouvement musculaire, ou les organes qui étoient déjà en mouvement continuent d'agir sans que l'ame s'en apperçoive. Dans cet état , la volonté qui modifie le *sensorium* à lancer le fluide électrique dans les muscles, ne peut exister pour ordonner d'autres mouvements ; mais les premiers subsistent parce que le *sensorium* conserve l'impression qu'il a reçue ; c'est ainsi que tout homme qui sort de chez lui avec le projet de se transporter à une lieue , marche , en causant avec ses amis, sans s'occuper à entretenir le mouvement de ses jambes.

Voilà le principe d'après lequel l'ame vivement frappée dans la catalepsie par les objets nouveaux que lui présente le sens interne, conserve le jeux des muscles déjà en contraction , & ne s'occupe point à mouvoir les autres, quoiqu'elle les tienne sous sa puissance ; on

se

se convaincra de cette vérité en propo-
sant au cataleptique de changer d'atti-
tude ; il prend lentement , comme
quelqu'un de très-occupé , celle qu'on
lui indique. L'immobilité du *sensorium*,
la privation des mouvements volon-
taires , sont donc autant d'erreurs qui
doivent être retranchées de l'histoire de
cette maladie.

Lorsqu'on éleve ou fléchit le bras
d'une personne en santé , les muscles
se contractent moins fortement , il est
vrai , que si la volonté elle-même com-
mandoit ces mouvements ; dans cette
circonstance , la cause qui stimule le
*sensorium* à envoyer une plus grande
quantité de fluide électrique dans les
muscles releveurs ou fléchisseurs , est
absolument indépendante de l'ame ; on
voit qu'elle tient à l'irritabilité de la
fibre musculaire en liaison avec le *sensorium*. Les muscles du cataleptique se
contractent de la même maniere , mais
avec une force proportionnée à leur
irritabilité, qui est plus grande , à l'énergie du *sensorium* considérablement ac-
crue , & à la quantité augmentée de

E

fluide électrique que le cerveau lance en un inſtant dans les muſcles. Le mouvement involontaire que l'on fait exécuter à l'homme en ſanté, eſt au deſſus du naturel ; auſſi quand on abandonne le bras, il tombe par ſon propre poids ; c'eſt le cataleptique, chez un vrai ſpaſme qui le tient élevé ou fléchi juſqu'à ce que le fluide électrique ſoit évaporé ; il ne faut que paſſer une ſeule fois de la glace ſur les muſcles en contraction pour en opérer le relâchement : de quelle maniere que cette ſubſtance agiſſe, en abſorbant le feu principe, ou en le condenſant, le bras s'abaiſſe auſſi-tôt. Le ſpaſme qui ſubſiſte dans une partie après pluſieurs attaques de catalepſie, ne cede que difficilement à ce moyen, il eſt entretenu par l'énergie toujours ſubſiſtante du *ſenſorium*, ſur les muſcles qui la font mouvoir ; il eſt ſujet à retour.

Le pouvoir ſingulier d'attraction qu'on exerce ſur les cataleptiques, eſt encore un phénomene de l'irritabilité des muſcles & de l'exceſſive mobilité du *ſenſorium*. Le premier qui a été frappé de ce prodige, l'a confondu avec celui de l'aiman ; il a donné à l'art de produire la catalepſie, par imagination, le nom de magnétiſme animal ; & cet l'homme eſt allé juſqu'à lui aſſigner des pôles.

La ſenſibilité de l'enveloppe générale du corps ne ſubſiſtant plus dans la catalepſie, en vain cherchera-t-on à élever, par un ſimple attouchement, les membres dont les muſcles ſont relâchés. Le *ſenſorium*, diſpenſateur du fluide électrique, ne ſera point ſollicité à le lancer dans les organes qui les font mouvoir ; & l'expérience prouve que celui qui s'échappe de la main étrangere, eſt inſuffiſant pour les contracter.

Portez l'action juſque ſur les muſcles, en les comprimant ou en faiſant éprouver à leurs fibres une extenſion modérée, c'eſt alors que vous diſpoſerez à votre gré du principe moteur. Vous avez établi un conducteur électrique d'un genre nouveau entre le *ſenſorium* & vous ; lorſque vous approcherez votre main de celle du catalep tique, vous verrez le bras conducteur mobile s'élever pour se décharger sur le vôtre, du feu principe qui l'irrite ; il le suivra par-tout ; si la malade est assise , vous serez le maître de la faire lever ; la puissance invisible qui l'entraîne , l'attire sur vos pas , elle ne glisse point comme une statue, elle marche ; si vous vous arrêtez elle s'arrête ; ô source inépuisable de prodige ! le feu principe qui s'échappe de votre main & qui pénetre jusque dans son *sensorium*, lui porte l'expression de votre volonté , elle répete vos gestes ! Que ne puis-je m'enfoncer dans ce labyrinthe avec le fil que l'expérience m'a donné, je développerois le principe qui a fait pressentir au célebre de Sauvage , que *simili imaginationis vis , similes effectus in aliis subjectis edit.*

Ce phénomene d'attraction électrique, que l'on peut obtenir avec un conducteur inanimé mais mobile , pourroit-il être attribué à un autre principe ? il ne faut, pour le prévenir ou le suspendre , que se couvrir la main d'un gant de soie, ou l'armer d'un corps idio-électrique ; ceux qui le font par communication le laiſſent ſubſiſter.

En attendant que l'obſervation confirme ma découverte ſur le tranſport des facultés du ſens externe dans l'eſtomac , & les effets extraordinaires auxquels il donne lieu , je pourrois l'étayer de l'obſervation de nombre de médecins qui ont décris pluſieurs de ces effets , ſans en ſoupçonner la cauſe. Je me contenterai d'en rapporter deux tirées de la noſologie du célebre de Sauvage ; la premiere eſt du docteur Deſcottes , on la trouve dans la démonomanie ; ordre que l'auteur a conſervé comme un échantillon des préjugés barbares dont l'eſpece humaine a été long-temps obſédée. La ſeconde eſt de l'auteur même ; on verra bientôt qu'elle eſt mal claſſée, il l'a rangée ſous l'ordre vingt-quatrieme des maladies paralytiques ; elle en conſtitue la premiere eſpece.

« Deux filles domeſtiques, âgées de
» vingt ans, liées de la plus étroite
» amitié, affectées d'hyſtéritie , ſe trou-
» verent mieux par l'uſage du caſto-

» reum, de la rue, de la thérébentine ;
» mais elles ont préfenté pendant fix
» mois des phénomenes finguliers,
» ordinairement attribués au pouvoir
» du démon. 1°. Séparées de plufieurs
» maifons, elles fe prédifoient mutuel-
» lement trois ou quatre jours d'avan-
» ce, leurs paroxifmes hyftériques &
» les accidents dont ils feroient ac-
» compagnés. 2°. Elles imitoient affez
» bien la voix des animaux, du chien,
» du chat, de la poule. 3°. Elles
» montroient une mémoire prodigieufe
» & un efprit de la plus grande viva-
» cité, défignoient fous des noms fup-
» pofés les perfonnes qui les entou-
» roient, & s'en divertiffoient d'une
» maniere plaifante.
» 4°. Elles tomboient dans un pro-
» fond fommeil dont il étoit impoffi-
» ble de les tirer en les pinçant, en
» les brûlant. 5°. Cependant elles
» s'éveilloient d'elles-mêmes en criant
» qu'on les avoit frappées, ou pin-
» cées violemment à la cuiffe, à la
» jambe ; & la partie qu'elles affi-
» gnoient étoit meurtrie comme avec

» les ongles, quoique perſonne ne les
» eût touchées.

» Le paroxiſme montroit trois temps
» différents ; dans le premier, ces filles,
» parfaitement à elles, ſe rappellant le
» paſſé, rougiſſoient & en conſervoient
» de la douleur ; dans le ſecond, elles
» déliroient, éprouvoient des mouve-
» ments convulſifs ; quatre hommes
» vigoureux pouvoient à peine les tenir ;
» elles prédiſoient le temps, la durée
» du paroxiſme à venir, & autres
» choſes. Dans le troiſieme, elles
» tomboient dans un ſommeil profond
» avec abolition de tous les ſens, en ſor-
» toient à l'heure & à la minute qu'elles
» avoient fixées, en s'écriant : bon Dieu !
» qui m'a ſi cruellement pincé la cuiſſe
» ou la jambe ? Cette ſcene a duré ſix
» mois en revenant chaque jour,
» &c..... »

L'obſervation de M. de Sauvage,
communiquée à l'académie de Montpellier & de Paris, imprimée dans les
mémoires de cette derniere année 1742,
pag. 551, édit. in-12, préſente des
faits plus intéreſſants encore.

« Marg. V***, fille âgée de vingt-
» ans , eſt pâle , a toujours froid aux
» extrémités ; ſon caractere eſt d'être
» timide , ſenſible à la moindre injure.
» C'eſt vers la fin de janvier..... qu'elle
» a eu quelques attaques de catalepſie ,
» qui ayant augmentées , l'obligerent
» de ſe rendre à l'hôpital-général de
» Montpellier , les mois d'avril & de
» mai ſuivants. Cette maladie fut com-
» pliquée d'une autre maladie ſin-
» guliere , pareille à celle des ſom-
» nambules ; je la détaillerai dans la
» ſuite... Cette fille étoit dégoûtée , &
» fort triſte..... ; elle étoit réglée pour
» le temps, mais très-peu pour la quan-
» tité.... ; elle préſentoit ces attaques
» par une chaleur au front. »

La deſcription de l'état cataleptique
que je paſſe ſous ſilence , parce que
les ſymptômes phyſiques n'ont rien de
plus extraordinaire que ceux que j'ai
obſervés : l'auteur continue.

« Juſqu'ici cette fille nous fait voir
» une maladie qui , quoique rare , n'eſt
» pas ſans exemple ; mais en voici une
» autre fort ſinguliere qui s'y eſt jointe.

» Dans les mois d'avril & de mai....
» elle eut plus de cinquante attaques
» d'une autre maladie , dans lefquelles
» on diftinguoit trois temps. Le com-
» mencement & la fin étoient des cata-
» lepfies parfaites , telles que nous les
» avons vues ci-devant ; l'intervalle qui
» duroit quelquefois un jour entier , ou
» du matin au foir , étoit rempli par la
» maladie que les filles de la maifon
» appelloient *l'accident vif* , donnant
» le nom *d'accident mort* à la catalepfie.

» On va voir des phénomenes que
» j'aurois cru fimulés, fi je ne m'étois
» affuré de la réalité par mille épreu-
» ves : » les occafions s'en préfentoient
fouvent.

« M** que j'avois prié de m'aider
» de fes confeils, & quantité de curieux
» ont été témoins de ce que je vais
» rapporter.

» Le 5 d'avril..... à dix heures du
» matin, je trouvai la malade au lit ,
» la foibleffe & le mal de tête l'y rete-
» noient... L'attaque de catalepfie venoit
» de la prendre ; elle la quitta en cinq
» ou fix minutes, ce que l'on connut,

» parce qu’elle bailla, fe leva fur fon
» féant & fe difpofa à la fcene fuivante.
 » Cette fille fe mit à parler avec une
» vivacité & un efprit qu’on ne lui
» voyoit jamais hors de cet état ; elle
» changeoit quelquefois de propos , &
» fembloit parler à plufieurs de fes amies
» qui s’affembloient autour de fon lit :
» ce qu’elle difoit avoit quelque fuite
» avec ce qu’elle avoit dit dans fon at-
» taque du jour précédent , où ayant
» rapporté mot pour mot une inftruc-
» tion en forme de catéchifme qu’elle
» avoit entendu la veille , elle en fit
» des applications morales & malicieu-
» fes à des perfonnes de la maifon qu’elle
» avoit foin de défigner fous des noms
» inventés , accompagnant le tout de
» geftes, de mouvements d’yeux qu’elle
» avoit enfin ouverts , & *cependant elle
» étoit fort endormie ;* c’étoit un fait
» déjà bien avéré , & perfonne n’en
» doutoit plus ; mais prévoyant que je
» n’oferois jamais l’affurer à moins que
» je n’euffe fait mes épreuves en forme,
» je les fis fur tous les organes des
» fens pendant qu’elle debitoit tous fes
» propos.

» En premier lieu, comme cette fille
» avoit les yeux ouverts, je crus que
» la feinte, s'il y en avoit, ne pourroit
» tenir contre un coup de la main ap-
» pliquée brusquement au visage ; mais
» cette expérience réitérée ne lui fit
» pas faire la moindre grimace, elle
» n'interrompit point le fil de son
» discours.

» Je cherchai un autre expédient,
» ce fut de porter rapidement le doigt
» contre l'œil, & d'en approcher une
» bougie assez près pour brûler le cil
» des paupieres ; mais elle ne clignota
» seulement point.

» En second lieu, une personne
» cachée poussa tout-à-coup un grand
» cri vers l'oreille de cette fille ; en
» tout autre temps elle auroit tremblé
» de frayeur ; mais alors cela ne pro-
» duisit rien.

» En troisieme lieu, je mis dans sa
» bouche de l'eau de vie, de l'esprit
» de sel ammoniac ; j'appliquai sur la
» cornée même la barbe d'une plume,
» & le bout du doigt, mais sans succès:
» le tabac d'Espagne soufflé dans le

» nez , les piqûres d'épingles faifoient
» fur elle le même effet que fur une
» machine ; pendant ces rudes épreu-
» ves , cette fille parloit d'un ton plus
» animé & plus gai : on nous annonça
» que la fcene fe termineroit bientôt
» par des chanfons & des fauts.. ; en
» effet, peu de temps après , elle chanta,
» fit des éclats de rire.... fauta du lit
» en pouffant des cris de joie. Je m'at-
» tendois à la voir heurter contre les
» lits voifins , mais elle enfila la ruelle ,
» tourna très à propos , évitant les chai-
» fes , les cabinets ; & ayant fait un tour
» dans la falle , toujours fans l'ufage
» de la vue , elle enfila de nouveau fa
» ruelle fans tâtonner , fe mit au lit ,
» fe couvrit , & peu de temps après elle
» fut cataleptique. Dans moins d'un
» quart d'heure que la catalepfie dura
» [ ou l'accident mort ] cette fille revint
» comme d'un profond fommeil , &
» connoiffant à l'air des affiftants qu'elle
» avoit eu fes accidents , elle fut con-
» fufe, pleura le refte de la journée, ne
» fachant d'ailleurs rien de ce qu'elle
» avoit fait dans cet état.

Je pourrois tirer un très-grand avantage des deux obfervations que je viens
de citer , mais tranquille fur l’événement de celle qui m’eft propre ; le temps,
ce juge lent & incorruptible , gravera
dans les faftes de la médecine , avec
les prodiges qu’elle préfente , des phénomenes plus inouis encore ; il pourra
rejeter mon fyftême fur l’explication de
ces prodiges , mais il en confervera le
principe ; il s’en fervira pour arracher
à l’ignorance & au fanatifme leurs in-
nocentes victimes , fi jamais ces deux
puiffances, ennemies du genre humain ,
fe réuniffent pour enfanglanter les places
publiques. Il défendra la mémoire des
êtres malheureux qui , ne confervant
plus de rapports électriques·avec eux-
mêmes & la nature entiere , font forcés
par un inftinct machinal à fe précipiter
dans le premier torrent pour fe décharger du feu invifible qui les confume ;
s’ils y laiffent la vie , Thémis ôtera fon
bandeau , & ne verra plus que des ci-
toyens morts fans crime comme fans
volonté.

Les médecins de tous les âges ont

diſtingué la catalepſie du ſomnambuliſme ; l'obſervation ne peut admettre
entre ces ſymptômes de différence eſſentielle , puiſque le dernier , ſans rien
changer à l'état des organes , naît de
la ſeule diſtraction du ſens intellectuel
abſorbé par la contemplation des objets
intérieurs : le cataleptique n'eſt point
paralyſé , le ſomnambule n'eſt pas fou ,
l'un & l'autre jouiſſent de la faculté de
contracter les muſcles deſtinés au mouvement volontaire , de penſer avec
énergie , de ſe rappeller avec une facilité étonnante le paſſé , de compoſer
même ſur des ſujets qu'ils n'ont jamais
médités. Je définirai donc la catalepſie
hyſtérique , *l'abolition momentanée
des ſens externes , avec tranſport de
leurs facultés dans l'eſtomac , accroiſſe-
ment extraordinaire des facultés intellectuelles , & diſpoſition des muſcles exé-
cutant les mouvements libres à conſerver
aux membres, latitude qu'on leur donne.*

Je ne m'arrêterai pas à décrire les
ſignes qui établiſſent une différence
marquée entre la catalepſie, l'apoplexie
& la ſyncope eſſentielles , on les trouve

dans tous les auteurs ; mais j'obferverai que j'ai rencontré le fens de l'ouïe dans l'eftomac d'un homme robufte frappé d'apoplexie fanguine , depuis vingt-fix heures , & qui a fuccombé à cette atta-que peu de temps après. Si l'obfervation confirme ce phénomene , il faudra croire que le fens interne abfolument meconnu joue un très-grand rôle dans l'économie animale , qu'il remplace les fonctions des organes extérieurs des fens dans toutes les maladies qui nous femblent priver l'ame de fes facultés intellectuel-les , & que de toutes les théories en médecine , celle de Sauvage eft la plus lumineufe.

Si l'on a erré dans la définition de la catalepfie , on a porté un jugement faux fur fa caufe prochaine , en l'attri-buant à l'immobilité du *fenforium* & à la condenfation des efprits animaux dans leur réfervoir. L'ouverture des cadavres ne peut donner aucun trait de lumiere fur cette caufe prochaine , mais elle répand le plus grand jour fur l'engorge-ment des finus & des vaiffeaux fan-guins qui compriment les nerfs à leur origine & abforbent le fluide électrique que le cerveau leur envoie. On fera donc obligé de fubftituer à l'inertie du *fenforium*, l'activité la plus grande à la condenfation du fluide nerveu, un foyer de matiere électrique que cet organe lance dans les parties intérieures, mais finguliérement dans les membranes de l'eftomac par les cordons libres de la huitieme paire de nerfs.

Ces deux caufes, l'action augmentée du *fenforium*, & la compreffion que les vaiffeaux fanguins exercent à l'origine des nerfs ne fe réuniffent pas toujours pour produire la catalepfie ou le fomnambulifme ; il eft prouvé que le *fenforium*, après plufieurs accès de cette maladie, contracte une difpofition particuliere à lancer le fluide électrique dans les nerfs de la huitieme paire, & à le retirer des organes des fens. Cette efpece de catalepfie, qu'une fimple émotion de l'ame détermine, & qui s'évanouit promptement, accompagnée des phénomenes phyfiques & moraux dont j'ai parlé, montre par la grandeur de la refpiration, la chaleur de

la

la peau, la force du pouls que l'engorgement des vaiſſeaux ſanguins n'y a
aucune part. On ne perdra pas de vue
que la diſtribution des vaiſſeaux ſanguins n'étant pas toujours la même,
dans tous les ſujets, il peut arriver que
la catalepſie, par compreſſion, ne ſoit
pas conſtamment accompagnée de la
perte totale du ſens externe ; les auteurs,
en effet, citent quelques malades qui en-
tendoient lorſqu'on leur parloit à haute
voix à l'oreille, & d'autres qui ſe frot-
toient le nez, entroient en fureur,
lorſqu'on leur faiſoit reſpirer l'alkali-
volatil de ſel ammoniac.

La catalepſie hyſtérique, par compreſſion, eſt infiniment plus fâcheuſe
que la catalepſie par la ſeule mobilité
du *ſenſorium* ; cependant lorſque cette
derniere eſt invétérée, elle réſiſte à tous
les remedes ; il en eſt de cet accident,
comme de l'épilepſie par la peur, il
faut ſe hâter d'en détruire le principe
avant que le *ſenſorium* ait contraĉté la
vicieuſe habitude d'agir plus fortement
ſur les nerfs de la huitieme paire, que

F

fur ceux qui fe diftribuent aux autres organes des fens.

La catalepfie, par compreffion, conduit quelquefois à l'épilepfie, à l'apoplexie, à la paralyfie, au tétanos, à l'imbécilité ; la catalepfie, par mobilité du *fenforium*, difpofe plus particuliérement à l'extafe & à la folie.

Mlle. B...., âgée de 19 ans, d'un tempéramment bilieu-fanguin, d'une conftitution irritable, fut affectée il y a quelques années d'une fievre-quarte automnale qui lui laiffa dans l'hypocondre gauche une douleur qu'on attribua à l'engagement de la rate. Après avoir effayé beaucoup de remedes, fans fuccès, on perfuada à fes parents que le magnétifme devoit la guérir : elle affifta à un traitement en grand ; des convulfions atroces préluderent la catalepfie & le fomnambulifme ; elle devint une crifiaque des plus furprenantes ; cependant les fecours du magnétifme, employés pendant fix mois, ne diminuerent pas la douleur de côté ; elle perdoit fes forces, éprouvoit de fréquents maux de tête, tomboit en crife

chez fes parents ; on jugea à propos
de la conduire dans la capitale ; on
commençoit à efpérer un changement
avantageux , lorfqu'elle fut faifie à fon
levé d'une douleur de tête très - vive ,
fuivie de fyncope ; revenue a elle , le
bras droit eft paralifé. Le lendemain ,
nouvel évanouiffement, la jambe droite
fubit le même fort ; on efpere que
l'évacuation périodique qui s'approche
diffipera cette hémiplégie allarmante.
Des convulfions très-fortes , dans la
partie latérale gauche du corps la précédent, le tétanos s'empare des mufcles
de la machoire , & lui ferme la bouche ; ce nouveau fymptôme fubfifte
pendant la durée de l'évacuation , &
ne cede qu'imparfaitement lorfqu'elle
eft terminée. On applique un véfica-
toire fur le bras, on fait prendre le petit
lait coupé avec l'infufion de fleurs de
tileul , on pratique des frictions fur
toute l'habitude du corps ; l'accès de
convulfion revient tous les jours , fubfifte deux, quelquefois trois heures , &
ce trifte état ne change pas. A la feconde révolution périodique, le tétanos

applique plus fortement la machoire inférieure contre la fupérieure ; une toux convulfive agite jour & nuit le thorax ; la malade ne prend pour nourriture que trois ou quatre cuillers à café de petit lait dans les vingt-quatre heures. L'époque achevée, la toux perd de fa violence, mais le tétanos & l'hémiplégie fe foutiennent de la même maniere, & la crife de convulfion reparoît tous les foirs.

Telle étoit la maladie de Mlle. B**, lorfque j'ai employé la méthode que je propoferai bientôt dans la curation de l'affection hyftérique effentielle ; les convulfions ont promptement cédées à l'application réitérée des fangfues aux extrémités inférieures, au bain froid, à la glace tenue jour & nuit fur la tête, aux bains de jambes aiguifés de moutarde en poudre à l'électrifation, à une fievre vraiment critique, que l'ufage intérieur & extérieur de la glace a occafionée. Dans ce moment, la toux convulfive, le tétanos & la paralyfie de la jambe ne fubfiftent plus, les doigts de la main paralyfée commencent à fe mouvoir ;

mais il eſt ſurvenu une eſpece de rumi-
nation qui la prive de la plus grande
partie des aliments qu'elle prend dans
la journée , & qui ſemble opiniâtre.

Il faudroit, après cette obſervation ,
avoir la conſcience pure pour foudroyer
le magnétiſme , qui , exhaltant l'imagination des malades , accroît l'électricité du cerveau, produit tous les ſymptômes de l'affection hyſtérique eſſentielle , & la catalepſie par compreſſion
chez les ſujets pléthoriques. Mais où eſt
le médecin , qui dans ſa vie, n'a point
adminiſtré de tartre émétique ; & ce
terrible remede n'a-t-il jamais tué perſonne ? mais les purgatifs ne changent-
ils pas encore aujourd'hui comme autre-
fois le caractere de pluſieurs eſpeces de
fievre en maladies funeſtes ? mais la routine barbare qui fixe le ſiege des maladies, mêmes inflamatoires dans les viſceres du bas-ventre , & leur principe
dans la putridité des humeurs, n'eſt-
elle pas auſſi coupable que le magnétiſme ?

Une quantité ſurabondante de fluide
électrique, accumulé dans le cerveau,
lancé par l'action propre de ce viſcere,

dans les organes du fentiment & du mouvement, conftitue la caufe prochaine de l'affection hyftérique effentielle. Les convulfions violentes & paffageres qui la caractérifent, s'annoncent d'avance par les fignes d'une électricité dominante dans toute l'économie animale ; tels font une force furnaturelle, une agilité inconcevable, la vivacité des idées, jointe à la plus grande volubilité dans l'expreffion, une chaleur plus vive répandue fur le tronc, la tête & les bras, tandis que les extrémités inférieures en font ordinairement dépourvues, un appetit quelquefois vorace, le défir des boiffons froides & acidules, le feu des yeux, l'infomnie, ou un fommeil turbulent, toutes les paffions de l'ame exhaltées.

Les rapports électriques fe foutiennent encore entre les organes des fens & les objets extérieurs ; mais l'énergie du *fenforium* & des nerfs augmentant de jour en jour, trouble l'ordre de ces rapports : la femme menacée d'hyftéricie, bleffée par toutes les impreffions qu'elle reçoit, fuit la fociété de fes femblables, qui l'irritent ; elle s'enfonce dans l'épaiffeur des ténébres, pour éviter la lumiere dont l'éclat l'importune ; elle frémit au plus petit bruit : mais rien ne peut la garantir des impreffions douloureufes qui naiffent du contact de fes organes intérieurs ; un fpafme inquiet & univerfel fufpend les fonctions des différents organes, rend fa démarche pénible ; le *fenforium* placé au centre du foyer électrique, fait paffer dans l'ame intellectuelle les mouvements tumultueux qui agitent fes fibres médullaires : une légere émotion de l'efprit ; un trouble dans les idées marquent le moment terrible où l'explofion du feu principe va fe faire dans tous les mufcles, & dans toute la profondeur des parties organiques.

Les caufes qui concourent à développer une trop grande quantité de fluide électrique dans le corps humain, font, 1°. le tempérament ; 2° la conftitution du fang ; 3°. l'action du cœur & des arteres ; 4°. l'action des mufcles ; 5°. l'influence du *fenforium* fur le cœur ; 6°. les aliments ; 7°. les évacuations

retenues ; 8°. les veilles ; 9°. l'électricité athmoſphérique ; 10°. les vêtements ; 11°. les irritations particulieres.

Parcourons rapidement toutes ces
cauſes, elles ſerviront à éclairer le traitement de la maladie dont elles devien-
nent les principes, & à ouvrir les yeux
des perſonnes qui en ſont affectées
ou menacées ſur leur propre intérêt.

1°. *Le tempérament.* Des fibres dé-
licates & très-tendues, des vaiſſeaux
étroits & très-élaſtiques, dans leſquels
le ſang circule toujours avec plus de
rapidité, forment la baſe de la conſtitution la plus propre à développer avec
excès le fluide électrique dans le corps
humain, & cette trempe des ſolides
que la vivacité accompagne, s'obſerve
particuliérement chez les ſujets qui naiſ-
ſent avec des diſpoſitions à l'affection
hyſtérique eſſentielle.

2° *La conſtitution du ſang.* Dans ce
fluide hétérogene ſe trouvent confondus
les principes des différentes humeurs, &
les parties que contiennent éminem-
ment le feu principe ; des vaiſſeaux

étroits, très-élastiques, donnent au sang une consistance plus ferme ; il fournira donc par le frottement une plus grande quantité de fluide électrique, & contribuera à former, avec les parties solides, le tempérament colérique des anciens, sanguin-bilieu des modernes, toujours menacé de convulsions.

3°. *L'action du cœur & des arteres.* Le sang circulant avec plus de rapidité dans des vaisseaux étroits, doit revenir plus promptement à sa source ; le pouls des enfants & des femmes hystériques est toujours plus vif, plus accéléré : l'observation prouve que les frottements multipliés, par cette cause, développent dans leurs organes beaucoup plus de chaleur.

4°. *L'action des muscles.* Quand elle est modérée, dissipe le fluide électrique ; mais quand elle est forte, soutenue, elle fait passer des veines au cœur, dans un temps donné, une plus grande quantité de sang, & la chaleur excessive qui se répand à l'habitude du corps ne permet pas de douter de la grande influence de cette cause fur l'électricité animale. J'ai vu quelques perfonnes hyftériques tomber en convulfion au milieu d'une danfe prolongée.

5°. *L'influence du fenforium fur le cœur*. Les paffions de l'ame ébranlent le *fenforium*, & la réaction de cet organe a la plus grande influence fur les mouvements du cœur. Je ne parlerai point de la colere, qui chaffe avec violence le fang du cœur dans les arteres, & charge tout le corps d'une électricité brûlante : cette paffion n'eft pas celle des femmes hyftériques ; mais il en eft d'autres qui, fans allumer une flamme auffi vive, accumulent dans le cerveau une trop grande quantité de feu principe, & les difpofent à de fréquents accès convulfifs.

6°. *Les aliments*. Le fluide électrique entrant, comme principe, dans la compofition des corps, & conftituant leur principale vertu, eft encore admis dans leurs pores ; il domine dans quelques-uns, il eft en très - petite quantité dans d'autres, & l'expérience a prononcé que les fubftances animales en contiennent plus que les végétales ; les liqueurs fermentées que l'eau pure.

7°. *Les évacuations retenues* augmentent le feu principe dans l'économie animale de deux manieres, comme irritant, ou confervant le fluide électrique, diffipent dans l'air la matiere de l'infenfible tranfpiration : les expériences de *Sanctorius* atteftent que cette évacuation eft la plus confidérable de toutes ; auffi quand elle eft diminuée ou retenue, elle accroît avec excès le fluide igné, & devient, indépendamment de l'irritation ou de la furcharge des vaiffeaux, une caufe très - puiffante de l'affection hyftérique.

8°. *Les veilles* diffipent la partie la plus fluide du fang, le rendent plus denfe, augmentent la tenfion des fibres, & donnent conféquemment plus d'énergie aux caufes qui font jaillir le feu principe des deux fubftances.

9°. *L'électricité athmofphérique.* Si l'obfervation de *Leuvnhoeck* eft bien exacte, qu'un grain de fable appliqué fur la peau couvre deux cents cinquante mille pores, la fuperficie d'un homme de taille ordinaire étant compofée de quinze pieds en carré, l'imagination peut à peine concevoir la multitude de voies par lefquelles le fluide électrique, répandu avec profufion dans l'athmof-phere, pourra être tranfmis jufque dans la profondeur des vifceres & des plus petites parties organiques. Il influera donc de la maniere la plus efficace fur tout le fyftême animal, puifqu'il eft prouvé que le feu principe aërien ne differe pas effentiellement de celui qui eft accumulé fur nos machines électri-ques, & que ce dernier augmente la circulation du fang & rend les pulfa-tions du pouls plus fréquentes d'un fixieme. L'intenfité du fluide électrique athmofphérique étant plus ou moins grande dans un temps que dans un autre, rélativement à la féchereffe, à l'humidité, au froid, à la chaleur, aux vents, & le feu principe dominant plus particuliérement dans l'athmofphere, depuis le mois de feptembre jufqu'à l'équinoxe du printemps, l'affection hyftérique qui frappe dans toutes les faifons fe montrera préférablement à ces époques, & l'obfervation des médecins fur le temps où elle regne le plus, s'accorde avec celle des phyficiens fur le plus haut degré de l'électricité de l'air. Voyez l'ouvrage de M. l'abbé Bertholon, fur l'électricité du corps humain, dans l'état de fanté & de maladie. Ce favant phyficien s'eft élancé dans une nouvelle route à peine ouverte à l'art de guérir; les travaux auxquels il s'eft livré en ont reculé les limites; il a placé à côté de plufieurs éceuils le flambeau de l'obfervation : une académie favante l'attendoit au bout de la carriere pour le couronner.

10°. *Les vétements* ne font qu'accumuler le fluide électrique dans le corps humain ; telles font les étoffes en foie, en laine, en poil, les fourrures, & généralement toutes les fubftances idio-électriques, ou qui approchent le plus de cet état.

11°. *Les irritations particulieres.* Toutes les parties organiques ne poffedent pas le même degré de fenfibilité & d'irritabilité, toutes conféquemment n'exercent pas la même force d'action fur le *fenforium* & le cœur. Cependant il fuffira qu'une caufe ftimulante foit appliquée à ces différentes parties, pour qu'elle accroiffe les fonctions vitales & concoure à développer une plus grande quantité de fluide électrique dans le corps humain. En général, les caufes ftimulantes agiffant fur les membranes nerveufes, portent plus loin leur action qu'en affectant des vifceres dans lefquels le tiffu célulaire, la graiffe & les vaiffeaux fanguins dominent ; auffi les irritations du cerveau, de l'eftomac, des inteftins grêles, de la matrice, des ovaires, font des caufes plus fréquentes d'affection hyftérique ; quelquefois c'eft une acrimonie inconnue dominante dans les humeurs, qui finit par fe dépofer fur une partie extérieure, ou dans les glandes, ou fur la matrice, & l'on voit fuccéder à l'affection hyftérique des dartres d'un mauvais caractere, la phthifie, le cancer des mamelles ou de l'*utérus*.

*Expériences.*

Prenez une portion du nerf crural

tiré récemment d'un cadavre , chargez une bouteille de Leyde , en comptant les tours de roues ; formez la chaîne ; interrompez la communication avec ce nerf ; tirez l'étincelle , la commotion fera moins forte de moitié.

Répétez cette expérience deux heures après , vous fentirez la commotion plus forte ; lorfque le nerf eft plus defféché , le fluide électrique qui le traverfe , jouiffant de toute fon activité , la percuffion fe fait avec autant de vigueur que fi la chaîne exiftoit fans interruption.

Le même nerf féparé du cadavre , mis en électrifation dans l'obfcurité , laiffe appercevoir à fon extrémité un bouton lumineux ; quand on approche le dos de la main , le bouton s'alonge en forme d'aigrette , on éprouve une foible fenfation de chaleur ; lorfque le nerf eft fec , au lieu d'un bouton lumineux , il préfente une aigrette à fon extrémité : elle imprime de loin fur la main une fenfation plus vive de chaleur , mêlée de piqûre avec éclats.

N'eft-il pas probable , d'après ces

expériences, que les nerfs conducteurs du feu principe féparé dans la fubftance du cerveau, poffédent chez les femmes hyftériques, la vertu de le tranfmettre aux organes du fentiment & du mouvement avec plus de force ? N'eft-ce pas en raifon de cette vertu que nos expériences électriques operent fur elles des effets plus grands ? En quoi confifte cette vertu ? dans leur délicateffe & la féchereffe du mucus, qui unit leurs fibres élémentaires.

On juge que cette trempe originelle des nerfs peut être difficilement corrigée, mais on entrevoit qu'il eft poffible de l'acquérir; il ne faut pour cela qu'un défaut de nutrition & une légere deffication que le fluide électrique opere lui-même. Les paffions de l'ame, aiguifées par le luxe, les veilles prolongées par le jeu, les plaifirs pris fans modération; dans un âge que l'on devroit en garantir, ou attendus avec trop d'impatience au fort de la puberté, l'abus des fubftances & des boiffons échauffantes, communs aux deux fexes ; les appartemens chauds ; la vie fédentaire triomphent

phent bientôt de la meilleure conftitution, & communiquent aux nerfs cette
fatale vertu.

Avant que de paffer au traitement
de l'affection hyftérique effentielle, je
dois prévenir que j'ai découvert la
méthode propre à la combattre avec
fuccès long-temps avant l'invention du
fyftême fur lequel je fonde fes indications curatives. J'en ferois volontiers le
facrifice, fi les amateurs de théorie le
perdant de vue, dans l'occafion la plus
intéreffante, ne fuffent tentés de le
rejeter comme inutile ou frivole ; il
partagera donc les honneurs d'un fuccès
qu'il n'a pas mérité. Heureux les malades dont les médecins afferviffent leurs
opinions fous l'empire de la nature,
qui les regardent comme des romans
faits pour délaffer l'imagination, & ne
les combinent en forme de fyftême
qu'après avoir guéri.

Je rends grace à *Sydenham*, le plus
éclairé des praticiens, manquant de
guide dans la médecine, entouré de
livres où la nature eft muette ; fes
ouvrages qu'elle a dictés ont conduit

mes pas dans la carriere la plus obfcure & la plus pénible que puiſſe parcourir l'eſprit humain. Les travaux de ce grand homme peuvent ſe comparer à ceux d'*Hercule ;* ſi l'un a détruit des monſtres, l'autre a terraſſé des préjugés plus difficiles à vaincre, & infiniment plus redoutables au genre humain. Lui ſeul, contre tous, eſt defcendu dans l'arène pour y défendre les droits de la nature opprimée, & juſque dans la vielleſſe ſon génie infatigable s'eſt livré à des diſſertations immortelles ſur pluſieurs eſpeces de maladies abſolument inconnues. C'eſt *Sydenham* le premier qui a tracé le caractere de l'affection hyſtérique eſſentielle, & a banni la diſtinction chimérique établie entre cette maladie & l'affection hypocondriaque ; il a fait plus, il a déſigné parmi le ſexe les conſtitutions particulieres qui le diſpoſent à tel mouvement convulſif, plutôt qu'à tel autre, & s'eſt efforcé de diſſiper les ténebres accumulées ſur ſa cauſe prochaine. Il ne l'a pas fixée dans la matrice, le foie, la rate, les ramifications de la veine-

porte, mais dans le cerveau & ſes prolongements médulaires ; il ne l'a pas
attribuée à la corruption de la ſemence
ou du ſang menſtruel, à des vapeurs
malignes élevées de différents viſceres,
à l'impureté du ſang, à l'acrimonie
des humeurs, mais au ſeul déſordre
des eſprits animaux lancés avec violence dans les organes du ſentiment &
du mouvement.

Il ſeroit à ſouhaiter que cet auteur
incomparable eût vécu de nos jours,
où l'art de guérir, comptant davantage
ſur les efforts ſalutaires de la nature,
n'adminiſtre plus dans le début des
maladies, ſous le ſpécieux prétexte de
diminuer le fardeau qui l'opprime, des
émétiques & des purgatifs qui les rendent promptement funeſtes. Il ſeroit à
ſouhaiter que moins compatiſſant aux
inquiétudes douloureuſes des malades,
il n'eût pas prodigué l'opium dans une
infinité de circonſtances où il ne pouvoit être utile. Mais dans le ſiecle dernier, toutes les maladies étoient putri-
des juſqu'aux inflammations ; on ſe
hâtoit de vuider l'eſtomac & les inteſ-

tins avec des purgatifs eguisés de tartre émétique , comme un canal infecté du levain morbifique , & quoiqu'il s'élevât courageusement contre cette routine pernicieuse , le préjugé dominant l'entraînoit quelquefois malgré lui : on est fâché de lui voir prescrire des purgatifs dans l'affection hystérique essentielle , & de l'opium , depuis l'éruption de la petite vérole jusqu'à son entiere dessication.

Les indications curatives de l'affection hystérique essentielle , de la catalepsie , du somnambulisme & des autres symptômes de cette maladie doivent se tirer , 1°. de l'excès de fluide électrique dominant dans le cerveau & les nerfs qui se rendent aux organes du sentiment & du mouvement ; 2°. de la constitution préexistante ou acquise des nerfs, trop délicate & trop dense par la sécheresse du *mucus* qui unit leur fibres élémentaires ; 3°. de toutes les causes fécondaires qui concourent à développer une plus grande quantité de feu principe ou à l'accumuler dans l'économie animale ; 4°. des causes qui , agiſſant ſur la ſubſtance du cerveau , ou ſur le *ſenſorium* , ou ſur d'autres parties éloignées de ce viſcere , portent le ſang avec impétuoſité dans ſes vaiſſeaux , le font refluer dans les *ſinus* , en arrêtent le cours , & néceſſitent la compreſſion de pluſieurs paires de nerfs à leur origine ; 5°. de la trop grande mobilité du *ſenſorium* qui , à la plus légere occaſion , lance avec impétuoſité le feu principe ſur différents organes , & y établit des foyers électriques qui en troublent les fonctions.

Il ſembleroit , au premier apperçu , que l'électricité négative devroit être propoſée comme le ſpécifique de l'affection hyſtérique eſſentielle & de toutes les maladies convulſives qui reconnoiſſent pour principe un feu dominant dans le cerveau & les nerfs ; il faudroit qu'elle pût corriger la diſpoſition vicieuſe des prolongements médulaires , qui accroît l'activité du fluide électrique , & qu'elle poſſédât encore la vertu d'anéantir les autres cauſes qui tendent à le régénérer avec excès : le globe de ſoufre , dont on ſe ſert pour électriſer

G 3

négativement , fait bien difparoître quelques fymptômes convulfifs légers ; mais il eft abfolument infuffifant pour dompter des mouvements convulfifs dé-cidés. Je ne propoferai donc pas d'é-lectrifer négativement les malades dans l'accès ou hors l'accès, à moins que le globe deftiné à cet effet ne fût dans une telle proportion avec eux, qu'il abforbât promptement , & en peu de temps, beaucoup de fluide électrique.

Un fecours infiniment plus puiffant eft l'immerfion du corps entier dans l'eau froide. Les phyficiens connoiffent la promptitude avec laquelle elle défé-lectrife les conducteurs ; appliquée fur toute la furface de la peau, elle foutire, par une multitude innombrable de pores, le feu principe ; tandis que le globe de foufre, mis en électrifation , ne le dé-tourne que foiblement.

On favorifera la vertu abforbante de l'eau , en appliquant en même temps, fur la tête, une veffie remplie de glace pilée , ou , à fon défaut, d'eau très-fraîche & renouvellée fréquemment. Dans plufieurs circonftances où le bain froid n'eft pas praticable, la glace pilée, maintenue fur la tête, a diffipé promptement des mouvements convulfifs atroces qui avoient coutume de fubfifter plufieurs heures. Ce fecond moyen foutire le fluide électrique dans fa fource, modere l'impulfion du fang fur le cerveau, fur-tout lorfque l'habitude du corps eft comprimée par le poids de l'eau.

J'ai fait employer, dans toutes les faifons, le bain froid & la glace fur la tête ; dans les convulfions hyftériques les plus violentes, on y plongeoit les malades habillées, & les convulfions ceffoient avant la feptieme minute. Si elles paffoient ce terme, je faifois jeter dix livres de glace pilée dans le bain, toutes les cinq ou fix minutes, jufqu'à foixante ou quatre-vingt livres : il s'eft rencontré telle circonftance où la malade, dans les jours les plus chauds de l'été, s'eft vue environnée de cent quatre-vingt livres de glace, jouiffant enfin d'un calme qu'on ne pouvoit fe promettre.

Le froid du bain doit donc être pro-

portionné , 1°. à la violence des convulfions , fans nul égard à la délicateffe des fujets ; 2°. à la durée des
accès ; 3°. à la fréquence de leurs
retours ; 4°. au degré d'électricité de
l'athmofphere.

Des parents pufillanimes , redoutant
l'eau froide au milieu d'un hiver rigou-
reux , plongeoient leurs malades dans
un bain tiéde ; les mouvements convulfifs augmentoient, accompagnés d'un
fentiment de froid infupportable ; plus
on échauffoit le bain , pour triompher
de ces deux fymptômes , plus ils fe
renforçoient : en renouvellant l'eau ,
& faifant baiffer le thermometre de
*Réaumur* de vingt-huit degrés à dix ,
le froid & les convulfions difparoif-
foient

Il s'eft préfenté des cas extraordinaires , où les bains froids , les bains
avec la glace étoient infuffifants pour
déféléctrifer les malades. Le célebre
*M. Vitet* a traité , fans fuccès , par
les deux premieres efpeces de bains ,
une jeune demoifelle en proie à des
mouvements convulfifs habituels, avec

conftriction invincible dans les mufcles qui font mouvoir la mâchoire : elle étoit, au neuvieme jour, dévorée par la faim ; il l'a guérie en quelques minutes avec un bain de neige. J'ai obfervé que ce bain l'emporte en activité fur les autres pour faire ceffer le fpafme tonique partiel.

Il eft une regle fûre pour déterminer la durée du bain dans les accès de convulfion hyftérique ; il faut attendre que le calme qui leur fuccede foit troublé par un fentiment de froid avec tremblement. On aura la précaution d'effuyer les malades avec des linges froids, de les tenir levées fi les forces le permettent, & de ne pas chauffer le lit dans le cas contraire. Le froid des extrémités inférieures qui fubfifte dans l'intervalle des accès, excite des plaintes continuelles de la part des malades ; en vain tenteroit-on d'y rappeller la chaleur par tous les moyens connus, le feu qu'on applique fur les pieds fe porte rapidement à la tête ; les convulfions fe reproduifent inceffamment, ou il fuccede bientôt une attaque de catalepfie avec délire chez les sujets qui y sont disposés.

Il arrive quelquefois, lorsque les convulsions cessent tout à coup dans le bain à la glace, une syncope allarmante ; je conviens qu'il faut être familiarisé avec ce symptôme pour ne pas partager l'effroi qu'il inspire, cependant il n'a rien de facheux : il faut sortir la malade du bain, l'essuyer, l'étendre sur un matelat, la couvrir d'un drap simple, & attendre. Si la syncope subsistoit au-delà de huit minutes, on donnera une commotion électrique avec la bouteille de Leyde, observant de faire passer son fluide à travers les bras ; la vie reviendra aussi-tôt : il est, on ne peut plus rare, qu'on soit obligé de recourir à cet excitant ; les autres réussissent, mais il faut plus de temps.

Je n'ai jamais eu la pensée de parler sur l'estomac des malades attaquées de cette espece de syncope ; je dois au pur hasard ma découverte de tous les sens dans l'estomac ; & sans la circonstance qui l'a amenée, Mde. A *** eût guéri comme d'autres, & le plus grand des phénomenes m'eût toujours échappé.

On aura foin de tenir les malades dans de grands appartements peu éclairés ; on en renouvellera fréquemment l'air , & l'on éloignera toutes les occafions de furprifes. On préférera pour le fervice des malades les femmes aux hommes ; on évitera de s'en approcher fans néceffité , & de leur faire des récits qui excitent trop leur attention.

Le retour des accès hyftériques dépendant de la régénération du feu principe & de l'électrifation plus forte du *fenforium* , il eft effentiel de s'occuper dans l'intervalle des bains , des moyens les plus propres à prévenir la fecrétion trop abondante du fluide électrique dans le cerveau , ou à l'abforber à mefure qu'il s'y fépare.

Ce feroit peut-être le moment d'employer l'électricité négative avec fuccès ; mais la vue continuelle d'un globe qui tourne rapidement fur fon axe, fatigue les malades ; elles ont d'ailleurs une impatience qu'il eft bien difficile de contenir. Je préfere l'application de la glace pilée fur la tête , lorfque l'affection hyftérique eft invétérée ; les accès

convulfifs fréquents ; je la fais mainte-
nir tout le jour fur cette partie, & très-
fouvent pendant la nuit, avec l'attention de la renouveller lorfqu'elle eft
fondue, jufqu'à ce que les accès foient
entiérement diffipés: des vaiffeaux pleins
d'eau, difpofés d'efpace en efpace, abforbent le fluide électrique mêlé à l'air
de l'appartement.

Une autre voie par laquelle le feu
électrique peut s'échapper au dehors,
eft le conduit inteftinal ; il fe mêle
facilement à l'air athmofphérique qui
remplit fa cavité ; l'irritation qu'il produit dans fes fibres mufculeufes occa-
fionne des étranglements ; l'air s'accu-
mule dans plufieurs portions de ce long
conduit, & le ventre fe météorife fouvent avec des douleurs très-vives.
Les lavements d'eau froide ou frappée
de glace, la boiffon d'eau glacée, la
glace elle-même pilée & avalée à haute
dofe, diffipent le météorifme avec les
douleurs, & préviennent les accidents
fâcheux qui naiffent de la diftention
trop long-temps foutenue des membranes inteftinales.

Il fuffit de baigner deux fois le jour les malades attaquées de convulfions hyftériques pendant l'automne & l'hyver ; en été, on eft obligé de répéter le bain dès que la chaleur du corps commence à fe rétablir, & qu'elle s'éleve au-deffus du vingtieme degré du thermometre de *Reaumur* : alors les mouvements convulfifs fe manifeftent dans les mufcles de la face, & bientôt dans tout le corps : la baignoire doit être fpacieufe pour contenir, au befoin, une grande quantité de glace. La préférence que M. l'abbé *Bertholon* donne à celle de métal, eft non-feulement fondée en raifonnement, mais avouée par l'expérience.

Quand il eft queftion de fufpendre tout à coup des mouvements convulfifs très-violents, la faignée, fuppofé qu'on puiffe la pratiquer, eft infuffifante, fouvent même elle les augmente : dans un cas à moi connu, elle a produit la mort. L'indication de la pléthore, lorfqu'elle exifte, ne peut donc être remplie qu'après l'orage diffipé. L'évacuation du fang, opérée par les fangfues, réuffit mieux que l'ouverture de la veine par la lancette ; il faut en faire mordre, à la partie interne & moyenne des cuisses, un nombre proportionné à la quantité de sang qu'on se propose d'évacuer. Cette quantité, dans les sujets d'un tempéramment sanguin, à vaisseaux amples, doit être au moins évaluée à douze onces ; pour l'obtenir, on emploiera douze sangsues, & on laissera couler le sang des plaies quatre heures, ou davantage, si après ce temps le pouls conserve de la plénitude. On ne peut se former une idée de la facilité avec laquelle les malades, sur-tout les cataleptiques, supportent cette évacuation sanguine ; j'ai des observations où elle a été infiniment plus considérable, & suivie d'un soulagement qui sembloit tenir du prodige, dans le cas où les malades conservent, dans l'intervalle des accès, une douleur de tête gravative avec un visage animé.

On doit interdire aux malades toute espece de nourriture les trois premiers jours de l'affection hystérique essentielle ; on les tiendra à l'eau pure & à la glace, qu'elles prendront à volonté pour tempérer leur befoin ; après ce temps on leur permettra du bouillon de poulet, ou de la crême de riz à l'eau édulcorée avec du fucre. Les cataleptiques, les fomnambules éprouvent plus long-temps une averfion infurmontable pour tout ce qui s'appelle aliment ; leur eftomac, dans l'intervalle des accès, conferve une fenfibilité exceffive ; il rejette tout, excepté l'eau pure & la glace mêlée avec une petite quantité de fucre. On ne doit pas les contraindre, on attendra que ce fymptôme d'irritabilité foit dompté pour les mettre à l'ufage du lait, fur-tout s'il exifte une toux feche avec douleur dans la poitrine ; & ce régime doit être continué pendant un an, quelquefois toute la vie.

*La catalepfie* cede promptement au moyen mécanique que j'ai indiqué dans mes expériences ; il confifte à rappeller le feu principe à la furface du corps électrifé négativement. Pour faire cette expérience avec fuccès, il eft abfolument néceffaire de toucher d'une main *l'épygaftre*, & de l'autre la tête, d'afpirer fortement à l'extrémité du nez, fans néanmoins toucher cette partie, & l'on dif- fipe en moins d'une minute la catalepfie par la feule mobilité du *fenforium*, qui dure fouvent plus d'une demi-heure. La catalepfie par compreffion des nerfs, à leur origine, qui fe manifefte par la plénitude des vaiffeaux qui rampent fous la peau, la couleur plombée des levres & des joues, la petiteffe du pouls, par fa durée, qui s'étend au-delà de trois heu- res, exige que l'on faffe précéder fix ou huit minutes l'application de la glace fur la tête avant que d'en venir à cette expérience.

J'ofe affirmer que les avantages de la méthode que je propofe pour com- battre l'affection hyftérique effentielle, confiftent particuliérement à fe rendre maîtres de la catalepfie ou du fomnam- bulifme, pour ne pas donner le temps au *fenforium* de prendre une vicieufe habitude, aux vaiffeaux-fanguins qui fe diftribuent dans le cerveau de con- tracter une foibleffe qui prépare pour l'avenir les accidents les plus terribles, & qu'il n'eft peut-être plus au pouvoir

de

de l'art d'anéantir. Lorsque les accès de catalepsie reviennent plusieurs fois dans la journée, qu'ils durent long-temps, que la maladie dont ils sont le symptôme a été fomentée par la plupart des causes qui donnent au sang une constitution inflammatoire, il faut recourir à l'application des sangsues aux extrémités inférieures, prescrire pour boisson l'eau de poulet, à haute dose, dissoudre dans chaque livre de cette eau, sel de nître, depuis dix grains jusqu'à une drachme, insister long-temps sur les bains, ordonner la diete blanche, envoyer les malades à la campagne, préférer la plaine à la montagne, & autant qu'il est possible le bord des rivieres toujours courantes.

Un moyen qui n'est point à négliger pour modérer l'excès de sensibilité & d'irritabilité chez les sujets catalepti-ques, dans la circonstance où les bains ne peuvent être employés, c'est d'en-gager les malades à tenir une chaîne, dont l'extrémité plongera dans l'eau. L'usage de couvrir de fers les malheu-reux soupçonnés de quelques grands

crimes , avant que d'en avoir des preu-
ves fuffifantes, eft plus nuifible à la
fanté qu'on ne le penfe ; je fais que la
plupart des cachots où on les jette ,
font très mal-fains , mais on en a vu
enfermés dans des chambres fpacieufes ,
bien aérées ; dont la chaîne étoit affu-
jétie à une boucle enfoncée dans le
mur , perdre en très-peu de temps
toute leur vigueur ; le critique peu inf-
truit pourra fourire malignement à ce
trait ; mais le juge donnera des ordres
pour que mon obfervation foit vérifiée ,
& l'innocent accufé en recueillera le
fruit. Je vais plus loin , & je peux citer
une femme d'un certain âge, affectée ,
depuis plufieurs années de vertiges allar-
mants , pour lefquels elle avoit inuti-
lement employé des remedes de différente efpece , qui n'en a été délivrée
qu'en portant habituellement à fon cou
un collier compofé de plufieurs chaînes
d'or ; d'après ce principe , je penfe qu'il
vaudroit mieux fufpendre à fa ceinture
la longue difcipline de fer , que de s'en
meurtrir le corps.

*La toux convulfive* qui furvient dans

les accès de l'affection hystérique , qui
agite violemment les malades, cede ordinairement à la compreffion des genoux
ou des pieds ; mais lorfqu'elle fubfifte dans
l'intervalle des accès , il faut indépendamment des bains , fomenter la poitrine avec du lait à peine tiede , dans
lequel on aura fait infufer une forte dofe
de fleurs de camomille romaine ; fi les
mouvements convulfifs des autres parties ne fubfiftent plus , il eft néceffaire
d'échauffer l'eau du bain , depuis le
douzieme jufqu'au vingtieme degré du
thermometre de Reaumur ; de les répéter plufieurs fois le jour , de n'y
plonger le corps fouvent qu'à moitié ,
de prefcrire une infufion de fleurs de
bouillon blanc édulcorée avec du fucre ,
à boire froid par verrées dans la journée.
Lorfque l'émoptyfie complique cette
efpece de toux , il convient de faire
mordre des fang-fues au bras, de laiffer
couler le fang auffi long-temps que l'état
des forces , le degré de pléthore & la
violence de la toux l'exigeront , d'ordonner un bouillou de poumon de veau
& de dates, à boire froid par verrées

dans le jour ; fi l'hémoptyfie eft affez confidérable pour faire craindre un danger éminent, on couvrira la poitrine de glace jufqu'à ce que ce redoutable fymptôme foit difparu : au refte, dans l'un & l'autre cas la poitrine doit être moins couverte que le refte du corps ; fi la toux perfifte, on appliquera fur l'un & l'autre bras l'écorce de garou pour obtenir une fupuration fuperficielle, qu'on entretiendra pendant un ou deux ans : on nourrira les malades avec le lait d'âneffe, enfuite de vache ; on les fera monter à cheval ; & l'on fe tiendra en garde contre les narcotiques & les aftrigents.

*Le clou hyftérique*, douleur de tête circonfcrite, qui jette les malades dans l'abattement & le défefpoir, difparoît à la premiere ou à la feconde friction des jambes faites avec de la glace pilée. Il n'en eft pas de même de la céphalalgie avec rougeur du vifage & des yeux, pouls plein & dur, chaleur du tronc & des extrémités fupérieures ; elle exige l'application des fangfues aux jambes ; il faut laiffer couler le

fang aufli long-temps qu'il fera néceffaire pour triompher de ce fymptôme.

*Les fpectres*, qui femblent fe former
fous les yeux des femmes hyftériques, &
les jettent dans la convulfion & l'effroi
fans troubler leur raifon, dépendent de
l'électrifation trop forte du globe de
l'œil ; l'application de la glace fur la
tête, le bain froid, ne diffipent pas
auffi promptement cette erreur de l'imagination qu'une compreffion modérée
faite fur les yeux avec des compreffes
trempées dans de l'eau froide. La
durée de ce fymptôme eft ordinairement d'une demi-heure ; il finit toujours par la catalepfie : le moyen que
je viens d'indiquer le fait ceffer en
quelques minutes, & prévient conféquemment l'accident qu'il faut le plus
redouter.

*L'ifchurie* ou fuppreffion des urines
fubfifte ordinairement quatre ou cinq
jours avec tumeur, douleur vive & paf-
fagere dans l'hypogaftre ; indépendamment des bains froids, elle exige l'application de la glace fur le bas-ventre
dans l'intervalle des bains ; il eft rare

qu'on foit obligé d'en venir à la fonde.

*La paralyfie*, qui fuccede à la cata-lepfie , annoncée quelques jours avant par les malades fomnambules, affecte le plus fouvent les extrémités les unes après les autres , elle frappe les yeux , les oreilles , la langue même ; on la dif-fipe par de légeres commotions électri-ques avec la bouteille de Leyde , diri-gées depuis la tête jufqu'à l'extrémité du membre paralyfé , & pour la prévenir au moment où les malades commencent à fentir la ftupeur qui la précede , il fuffit d'employer une ou deux commo-tions de la tête aux pieds. Il eft rare que cette efpece de paralyfie s'étende au-delà de foixante & douze heures : fi après ce temps les commotions électri-ques ne rappellent ni le fentiment ni le mouvement, on ne doit pas héfiter à faire mordre des fangfues à la nuque , à laiffer couler une grande quantité de fang, à appliquer fréquemment fur la tête de la glace pilée, à multiplier les bains froids, à envelopper les membres immo-biles & infenfibles dans des linges imbibés

d'eau, tenant en fufpenfion une forte
quantité de moutarde en poudre. Si la
paralyfie eft plus ancienne, on pref-
crira pour boiffon une infufion de feuilles,
& de fleurs de bétoine de montagne,
[ *arnica-montana* ] on commencera par
une petite dofe, que l'on augmentera
fucceffivement, on foutiendra l'effet de
cette plante par l'électrifation en bain,
fans ifoloir, & l'on donnera chaque
jour des commotions plus ou moins
fortes fur les membles paralyfés.

*L'afthme convulfif*, accident terrible,
qui fubfifte fix ou huit heures fans
interruption, & femble devoir fuffo-
quer les malades, céde, 1°. à l'application des fangfues aux cuiffes; 2°. à la
glace pilée, ténue fréquemment fur la
tête; 3°. aux bains de jambes d'eau à
peine tiede, aiguifée d'une grande
quantité de moutarde en poudre; 4°.
aux commotions électriques un quart-
d'heure avant l'accès.

*L'infomnie hyftérique* réfifte à toutes
les préparations d'opium : le vrai nar-
cotique, dans cette circonftance, eft le
bouillon blanc ; indépendamment du

ſommeil que cette fleur procure , elle calme la douleur aiguë de l'eſtomac avec vomiſſement de bile poracée , ou des inteſtins , ſi on l'adminiſtre encore en fomentation & en lavement.

Les fortifiants amers , les fortifiants ſpiritueux & aromatiques , appellés anti-hyſtériques , anti-ſpaſmodiques , dont la vertu conſiſte à ranimer plus ou moins les forces vitales , à augmenter le cours du ſang , à le porter en plus grande quantité dans les vaiſſeaux du cerveau , doivent être bannis du traitement de l'affection hyſtérique eſſentielle. L'expérience prouve qu'ils accroiſſent tous les ſymptômes de cette maladie , en produiſant dans les viſceres des irritations qui s'étendent , par ſympathie , à tout le ſyſtême nerveux , en favoriſant le développement du fluide électrique dominant dans le cerveau & ſes prolongements médulaires. Il eſt rare , lorſque cette maladie eſt traitée convenablement , qu'on ſoit obligé de recouvrir aux ſubſtances tirées de ces deux claſſes , elles ne peuvent être utilement employées que dans le cas

où la longueur de l'affection hystérique, la violence des convulsions ont
énervé les solides ; encore faut-il user
de la plus grande circonspection dans
le choix des remedes qui les composent.
Ceux qui m'ont toujours paru mériter
la préférence, sont les fleurs de tilleul,
de muguet, de camomille romaine, de
mélisse, de menthe crépue, de feuilles
d'oranger ; l'écorce de quinquina, de
cascarille, le fer. On soutient l'effet de
ces remedes par les frictions seches sur
toute l'habitude du corps, l'exercice
modéré, sur-tout à cheval, le séjour
dans la montagne, les bains de riviere
dans les grandes chaleurs, la dissipation
& l'électrisation sans isoloir & sans
commotion.

L'aliment qui répare le plus promptement les forces est le lait de vache ; il
faut tout tenter pour le faire passer dans
les sujets que les accès convulsifs ont
affoiblis : il convient même de le prescrire, pour toute nourriture, pendant la
vie, si l'affection hystérique a jeté de
profondes racines dans le cerveau & les
nerfs. Je connois plusieurs personnes,

victimes condamnées de cette maladie, qui ne vivent que de pain & de lait depuis vingt ans, & jouiſſent d'une ſanté ordinaire. Les médecins ſont revenus du préjugé de purger les malades que l'on doit mettre au lait, l'obſervation leur a appris que les purgatifs, loin de diſpoſer l'eſtomac à la digeſtion d'un aliment ſalubre, achevent de le ruiner, en affoibliſſant ſes membranes, en détournant les ſucs digeſtifs, en communiquant à ſes nerfs une irritation qu'ils conſervent très-long-temps : ils s'efforcent, dans leurs ouvrages, de détruire une erreur fatale au genre humain & de faire revivre la doctrine pure d'Hippocrate, qui ſuit de près la nature, voit ſes ſalutaires efforts, ne les trouble jamais, les excite quelquefois, jouit de ſes triomphes, & les prépare avec peu de remedes ſagement adminiſtrés.

*Fin de la ſeconde Partie.*

## POST-SCRIPTUM.

*Observation qui vient de m'être communiquée, & qui tend à confirmer la découverte que j'ai faite des phénomenes spontanés que présente la catalepsie hystérique.*

M. LAURENT, chirurgien major de l'hôpital de la charité de Lyon, a été appellé, ces jours derniers, pour donner des secours à Mme. M...... que l'on croyoit en syncope, parce qu'elle étoit sans sentiment, sans connoissance, qu'elle avoit le pouls & la respiration insensibles, le visage entiérement décoloré & les extrémités froides. Cette espece de syncope avoit été précédée par des mouvements convulsifs, auxquels elle est très-sujette, un sentiment de constriction autour des fausses côtes, & par une douleur vive dans l'épygastre. Après s'être assuré de l'insensibilité absolue des organes des sens & de l'état caleptique, il a essayé de parler à voix ordinaire, près de l'eſtomac de la malade, qui l'a entendu ſans pouvoir lui répondre, parce qu'elle éprouvoit une contraction très-forte dans les muſcles de la mâchoire ; elle a porté une main ſur ſon eſtomac. M. Laurent ſoupçonnant, par la queſtion qu'il venoit de lui faire, que c'étoit la partie où elle reſſentoit de la douleur, a voulu toucher l'épygaſtre ; la malade a ſaiſi ſa main, & l'a tenue appliquée ſur ſon eſtomac ſenſiblement météoriſé. Quelques minutes écoulées, il a demandé à M<sup>me</sup>. M......, toujours en lui parlant ſur l'eſtomac, ſi elle ſe ſentoit ſoulagée ; elle a répondu, *oui*. Il l'a priée de nouveau, en lui parlant aux oreilles, de lui rendre compte de ce qu'elle reſſentoit dans l'eſtomac : elle n'a pas entendu. M. Laurent a engagé le mari de Madame de lui faire d'autres queſtions, à haute voix à l'oreille, & a profité de ce moment pour demander à la malade, à voix foible ſur l'épygaſtre, ce qu'elle éprouvoit dans l'eſtomac ; elle a répondu, de maniere à être entendue de tout le monde, *du feu*. N'oſant point appliquer de glace fur cette partie, dans la crainte de fupprimer une évacuation néceffaire, il s'eft fait apporter un fceau d'eau froide, a plongé une de fes mains dans l'eau, pendant que l'autre repofoit fur la région de l'eftomac de la malade. Bientôt il a vu fes levres & fes joues fe colorer; il a penfé que la circulation qui commençoit à fe rétablir dans les vaiffeaux extérieurs pouvoit ranimer les organes des fens; il a demandé à M^me. M...., à l'oreille, fi l'impreffion de chaleur diminuoit : point de réponfe. Il a répété la même queftion fur l'eftomac; elle a répondu qu'elle fe trouvoit beaucoup mieux, & que fon accident alloit bientôt ceffer. En effet, M^me. M..... n'a pas tardé à éprouver un mouvement convulfif léger dans le tronc & les bras, qui a été fuivi du parfait rétabliffement des fens; elle a eu l'air étonnée, & n'a jamais pu fe rappeller de ce qui s'étoit paffé dans cette attaque de catalepfie hyftérique.

M^me. M..... a encore éprouvé deux autres accès de catalepfie à peu de jours d'intervalle, M. Laurent eft arrivé trop

tard pour s'affurer , par de nouvelles
expériences , fi les autres fens fe ren-
controient dans l'eftomac ; il n'a eu que
le loifir de fe bien convaincre que
l'ouie , anéantie dans fon organe extérieur, exifte réellement dans ce vifcere,
& que l'ame jouit de toutes fes facultés
intellectuelles dans la catalepfie hyftérique.

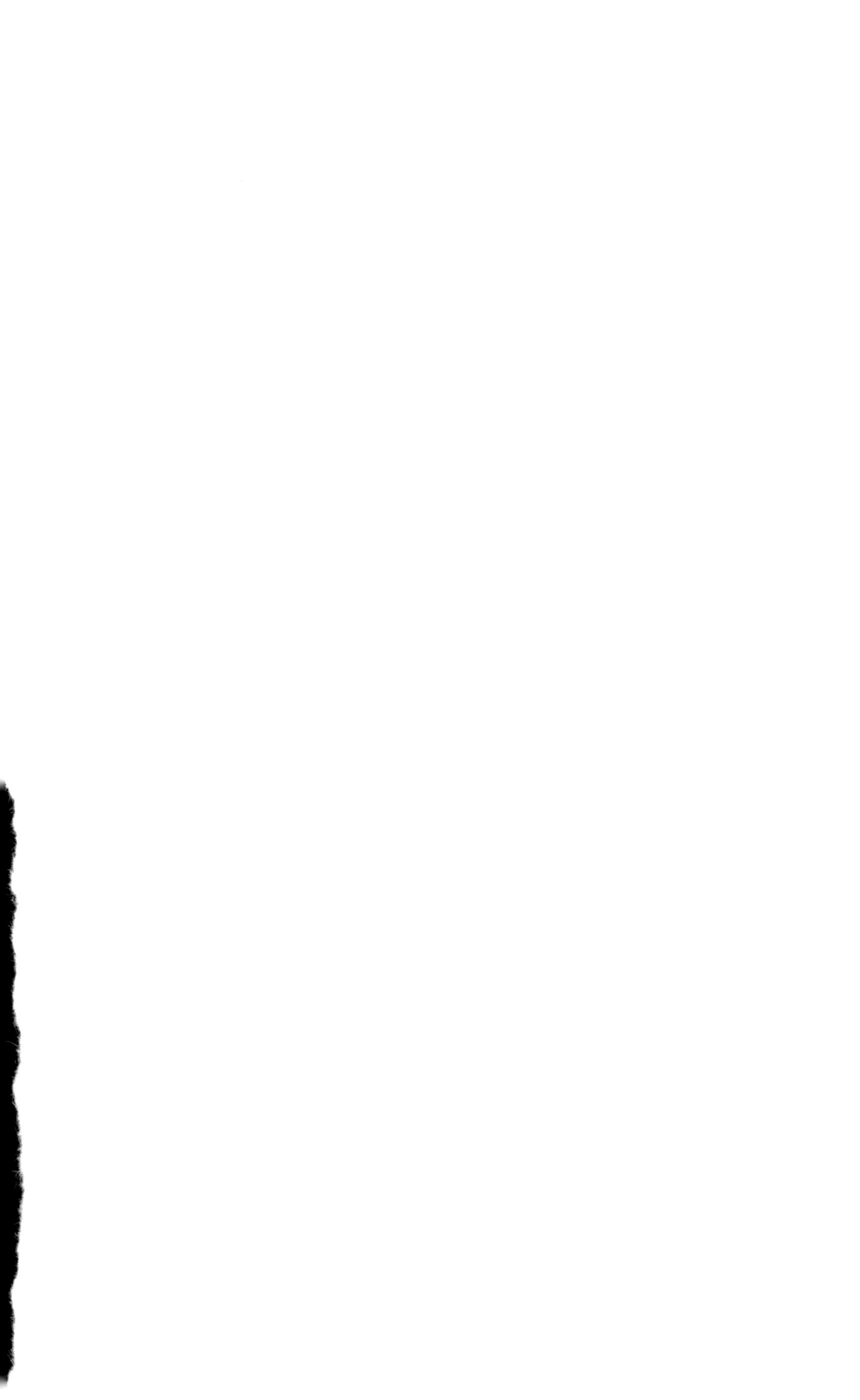

9 782329 045993